Farhad F. Mehta
Ritesh Limjhe
Deepti Jain

Formulação e caraterização de Diclofenac Sodium Topical gel

Farhad F. Mehta
Ritesh Limjhe
Deepti Jain

Formulação e caraterização de Diclofenac Sodium Topical gel

Diclofenac de sódio Gel tópico

ScienciaScripts

Imprint
Any brand names and product names mentioned in this book are subject to trademark, brand or patent protection and are trademarks or registered trademarks of their respective holders. The use of brand names, product names, common names, trade names, product descriptions etc. even without a particular marking in this work is in no way to be construed to mean that such names may be regarded as unrestricted in respect of trademark and brand protection legislation and could thus be used by anyone.

Cover image: www.ingimage.com

This book is a translation from the original published under ISBN 978-620-6-17869-9.

Publisher:
Sciencia Scripts
is a trademark of
Dodo Books Indian Ocean Ltd. and OmniScriptum S.R.L publishing group

120 High Road, East Finchley, London, N2 9ED, United Kingdom
Str. Armeneasca 28/1, office 1, Chisinau MD-2012, Republic of Moldova, Europe
Printed at: see last page
ISBN: 978-620-6-21003-0

Índice

Capítulo 1: Introdução

Pele:

A pele é o maior órgão do corpo, representando mais de 10 por cento do peso total do corpo. Também permite que o corpo comunique mais diretamente com o ambiente que o rodeia. O estrato córneo (epiderme não viável), as restantes camadas epidérmicas (epiderme viável), a derme e os tecidos subcutâneos constituem as quatro camadas básicas da pele. Os folículos pilosos, os ductos sudoríparos, as glândulas apócrinas e as unhas são alguns outros apêndices ligados entre si. Muitas funções da pele podem ser classificadas como cruciais para a sobrevivência da maioria dos mamíferos e dos corpos humanos num ambiente geralmente hostil[1]. A Figura 1.1 apresenta um diagrama esquemático da pele humana.

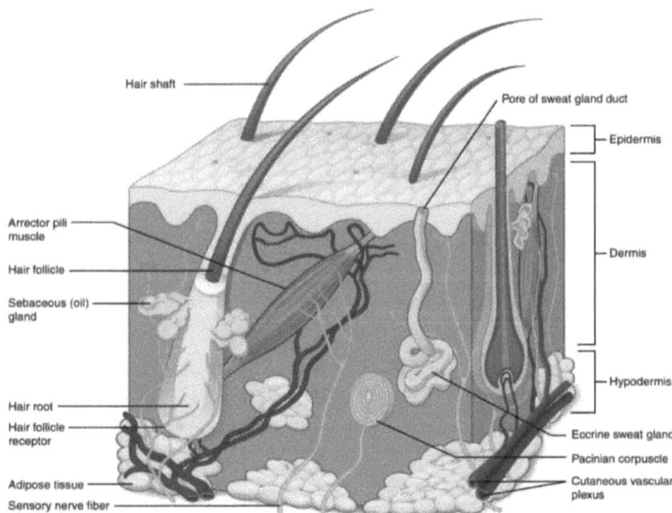

Fig 1.1: Diagrama esquemático da pele humana[2].

A epiderme:

Embora a epiderme seja uma membrana complicada e com várias camadas, a sua espessura varia entre cerca de 0,06 mm nas pálpebras e cerca de 0,8 mm nas palmas das mãos e plantas dos pés, que suportam a maior parte do peso do corpo. Os nutrientes e os produtos residuais têm de se difundir através da camada dermo-epidérmica para preservar a integridade dos tecidos, uma vez que a epiderme não tem vasos sanguíneos. Tal como as moléculas que penetram na epiderme, também têm de atravessar a camada dermo-epidérmica para entrar na corrente sanguínea. O stratum germinativum, o stratum spinosum, o stratum granulosum e o stratum corneum são as quatro camadas histologicamente distintas que constituem a epiderme. O estrato córneo heterogéneo, que tem 10 a 20um de espessura, é a camada mais externa da epiderme. As suas 15-25 células achatadas, empilhadas, hexagonais e cornificadas são epiderme inviável que se encontra em amortecedor de lípidos intercelulares. Cada célula tem um diâmetro de cerca de 40 µm e uma espessura de 0,5 µm. No entanto, a espessura varia e pode mesmo ser uma ordem de grandeza superior em locais como as plantas dos pés e as palmas das mãos, partes do corpo que têm um contacto físico frequente e direto com o mundo exterior.[2]

A derme :

Através de uma fina camada papilar que se encontra junto à epiderme, a derme, uma parte vital do corpo, não só fornece os sistemas imunitário, nutritivo e outros sistemas de apoio à epiderme, como também regula a dor, a pressão e a temperatura. Uma camada reticular grosseira é o termo utilizado para descrever o elemento estrutural primário da derme.

A derme tem entre 0,1 e 0,5 cm de espessura e é constituída principalmente por tecido conjuntivo elástico e fibras colagénicas, que, em conjunto, formam uma estrutura que proporciona suporte e amortecimento, propriedades elásticas numa matriz de semi-gel mucopolissacarídeo. A derme tem uma população de células spar em geral. As células primárias incluem os mastócitos, que estão envolvidos nas respostas imunológicas e inflamatórias, os fibroblastos, que criam os componentes do tecido conjuntivo, colagénio, laminina, fibronectina e vitronectina, e os melanócitos, que são responsáveis pela produção da cor melanina. [3].

O Subcutis:

O tecido subcutâneo, também conhecido como hipoderme, é a camada mais baixa da pele. A hipoderme serve de zona de armazenamento de energia, de absorção de tensões e de isolamento térmico. Esta camada é constituída por uma rede de células adiposas lobuladas ligadas à derme por fibras de colagénio e elastina. As outras células principais da hipoderme, para além das células adiposas (que constituem talvez 50% da gordura do corpo), são os fibroblastos e os macrófagos. As principais funções da hipoderme incluem o transporte dos sistemas vascular e nervoso da pele. Para além disso, fixa a pele ao músculo subjacente. A acumulação de líquido intersticial e linfático na pele e no tecido subcutâneo pode ativar os fibroblastos e os adipócitos[4].

Transporte de fármacos através da pele humana rugosa:

A penetração química é bloqueada de forma eficaz e electiva pela pele humana. Embora, ocasionalmente, a via folicular também possa ser essencial, o estrato córneo é normalmente o fator de controlo mais significativo e as abordagens aceleradoras esforçam-se normalmente por minimizar a resistência desta barreira, de modo a aumentar o fluxo do fármaco. Um produto químico pode entrar no tecido vivo à superfície da pele através de um de três canais: ductos sudoríparos écrinos, folículos pilosos com glândulas sebáceas ou a homocamada contínua.

Com exceção dos iões e das moléculas altamente polares que têm dificuldade em atravessar os apêndices intactos, que podem funcionar como shunts em intervalos curtos antes da difusão em estado estacionário devido à baixa área fraccionada dos apêndices (aproximadamente 0,1%). Além disso, o folículo pode ser alvo de polímeros e partículas coloidais. Assim, a camada córnea intacta com a sua estrutura de "tijolo e argamassa" serve como barreira primária. A Figura 1.2 mostra a estrutura da pele e as macro-vias de penetração do fármaco num diagrama simplificado: (1) através dos canais sudoríparos, (2) através do estrato córneo, ou (3) através dos folículos pilosos e das glândulas sebáceas que lhes estão ligadas. Normalmente, esta via contribui pouco para o fluxo de fármacos em estado estacionário no estrato córneo. No entanto, a "argamassa" de ceramidas, ácidos gordos, colesterol e ésteres de colesterol serve de "argamassa" sobre a qual se distribuem os "tijolos" de queratina hidratada nos corneócitos. Uma vez que esta microvia intercelular é utilizada pela maioria dos compostos transdérmicos, numerosas técnicas de aceleração perturbam ou evitam estes domínios cristalinos, semicristalinos de gel e de cristais líquidos.[5].

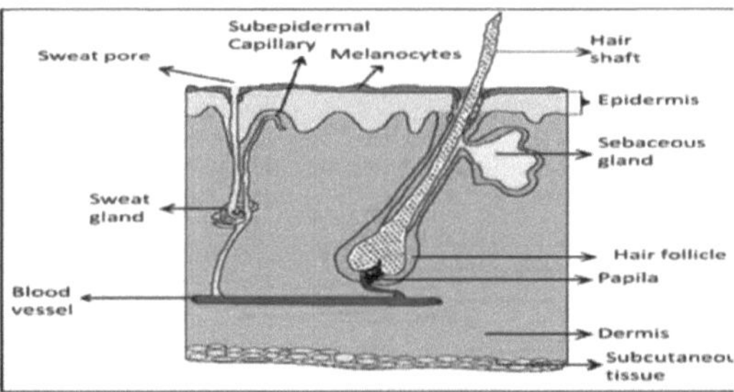

Fig 1.2: Esquema simplificado do estrato córneo e de duas microrrotas de fármaco.

A Figura 1.2 mostra um diagrama simplificado da anatomia da pele e das macrovias de penetração dos fármacos:

(1) Através das condutas de suor,

(2) Através do estrato córneo

(3) Através dos folículos pilosos e das glândulas sebáceas que lhes estão associadas.

Existem três vias estimuladas para a difusão de soluções através da pele:

A. Transcelular

B. Intercelular (paracelular)

C. Transappendageal.

Absorção através da pele e vias de permeação cutânea:

A permeação nas várias camadas da pele e a permeação através da pele para a circulação sistémica são dois exemplos de como as moléculas podem ser absorvidas através da pele, a barreira natural do corpo.

As vias de permeação cutânea encontram-se enumeradas no Quadro 1.1.

Quadro 1.1: Vias de permeação cutânea.

Penetration	Permeation	Absorption
It involves the movement of a molecule inside a layer of skin.	It involves the movement of a molecule from one layer of skin into another.	It involves the transfer a molecule from skin into the systemic circulation.

Via de permeação cutânea:

As vias de permeação do fármaco na pele são apresentadas na Figura 1.3:

(a) A via apendicular.

(b) A via transcelular.

(c) A tortuosa via extracelular.

A via transepidérmica é composta por vias transcelulares e intercelulares. As vias através das quais as moléculas permeiam a pele podem ser classificadas como

- Difusão entre células através de lamelas lipídicas.
- Transcelular através das lamelas lipídicas e dos queratinócitos.
- Difusão através de apêndices como as glândulas sudoríparas e os folículos pilosos.

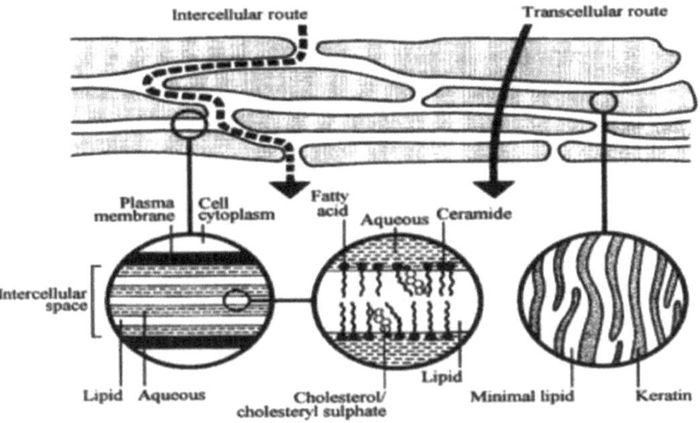

Fig. 1.3: Via de permeação do fármaco.

Sistema de administração tópica de medicamentos:

Os sistemas de administração tópica de medicamentos envolvem a aplicação de quaisquer agentes ou medicamentos diretamente na pele, no local de uma infeção ou ferida, de modo a distribuir o medicamento tanto na camada dérmica como no tecido subjacente. Enquanto os produtos dermatológicos tópicos são utilizados para uma ação localizada numa ou mais camadas da pele, os medicamentos tópicos destinam-se exclusivamente a uso externo. Involuntariamente, parte da medicação para esta aplicação tópica pode entrar na corrente sanguínea. Os medicamentos são administrados topicamente utilizando dispositivos de administração tópica de medicamentos como um tipo de estratégia de administração para o tratamento de perturbações fisiopatológicas locais. A maioria dos métodos de administração tópica são criados para utilização em oftalmologia, dermatologia, otologia, terapia vaginal ou terapia rectal. Os medicamentos tópicos são aplicados na pele de forma a não deixar resíduos na pele após a aplicação. Isto pode ser feito esfregando ou não esfregando uma fina camada da formulação na pele[6].

A pele funciona como uma barreira bidirecional e é crucial para a osmorregulação, que promove a saúde de um indivíduo. Ao evitar a absorção excessiva ou a perda de água e electrólitos, a osmoregulação pode ser alcançada. As três principais formas pelas quais os medicamentos tópicos são absorvidos através da pele são basicamente as seguintes.

i) **Transcelular:** Os medicamentos tópicos são absorvidos pela pele através deste tipo de mecanismo, movendo-se diretamente de uma célula para outra, embora não sejam totalmente absorvidos pelas células.

ii) **Intercelular:** Os medicamentos tópicos são absorvidos na pele por este tipo de método depois de passarem pelas células.

iii) **Folicular:** Os medicamentos tópicos são absorvidos pela pele através deste tipo de método, depois de passarem pelos folículos pilosos.

Para além destas três vias, a maioria dos medicamentos tópicos entra nas camadas viáveis da pele através dos corneócitos e das bicamadas lipídicas.[1 4].

Factores que afectam a absorção tópica de medicamentos através da pele, para o desenvolvimento de medicamentos ou formulações inovadoras no domínio da dermatologia, é crucial uma investigação detalhada dos numerosos elementos que influenciam a absorção tópica de medicamentos através da pele. Existem essencialmente 2 categorias de factores: Factores físico-químicos que se relacionam com a composição física e química do medicamento tópico e factores fisiológicos que se relacionam com a estrutura anatómica e fisiológica da pele:

Factores fisiológicos:

• **Espessura da pele:** Dado que a espessura da pele não é uniforme em todo o corpo, é um fator significativo. Ao aplicar medicamentos tópicos, a espessura da pele no local de aplicação deve ser tida em conta, uma vez que afecta a absorção.

• **Teor lipídico:** Tem um impacto na absorção dos medicamentos através do seu padrão de solubilidade. Se a pele tiver um teor lipídico mais elevado, os medicamentos lipofílicos são mais facilmente absorvidos, enquanto a absorção dos medicamentos hidrofílicos é limitada, e vice-versa.

• **Densidade do folículo piloso:** De um modo geral, a densidade dos folículos pilosos tem um impacto na absorção folicular.

• **Densidade das glândulas sudoríparas:** Se houver mais glândulas sudoríparas, haverá mais transpiração, o que aumenta a humidade da pele.

• **pH da pele:** É um componente crucial da absorção do medicamento; para uma ação óptima, o pH de uma formulação tópica deve ser compatível com o pH da pele.

Géis:

Um sistema semi-sólido em que a fase líquida está bloqueada numa matriz polimérica que provoca um elevado grau de reticulação física e química é o que se entende por gel.

Propriedades dos géis:

1. Tanto as formulações farmacêuticas como as cosméticas utilizam agentes gelificantes.

2. Deve ser seguro, inerte e isento de interacções com outros componentes da formulação.

3. A incorporação de um ingrediente gelificante na formulação resultaria numa consistência sólida lógica durante o armazenamento que pode ser facilmente quebrada quando as forças de cisalhamento são produzidas ao apertar o recipiente, agitar o frasco ou usar o produto topicamente.

4. Os antimicrobianos devem permitir evitar o ataque microbiano.

5. Não ser desordeiro.

6. Deve ser estéril, tal como o oftalmológico.

Classificação dos géis com base em:

1) Forma em fases coloidais**:**

- Inorgânico (sistema de duas fases)
- Orgânico (sistema monofásico)

2) Forma sobre a natureza do solvente:

- Hidrogéis (à base de água):
- Géis orgânicos (com um solvente não aquoso)
- Aerogéis

3) Forma sobre as propriedades reológicas:

- Géis de plástico
- Géis pseudoplásticos
- Géis tixotrópicos.

4) Forma sobre a natureza física:

- Géis elásticos.
- Géis rígidos.

Vantagens:

- Aplicação não oleosa.
- Fácil de formular com ingredientes activos.
- Aderir bem ao local de aplicação.
- Ser lavável e não tóxico
- Estabilidade durante as horas extraordinárias.
- Capacidade de direcionar a área afetada para um tratamento e alívio rápidos.
- Evitar efeitos secundários indesejáveis através da passagem pelo sistema digestivo.
- Fácil de espalhar.
- Retenção da pele.
- Um efeito refrescante na pele.

Desvantagens:

- Alguns medicamentos não são facilmente absorvidos pela pele.
- Existe a possibilidade de uma reação alérgica.
- O efeito dos géis inicia-se mais lentamente (mas dura mais tempo).

- Os aditivos do gel podem irritar a pele.
- O local de aplicação deve ser monitorizado quanto a reacções.
- A eficácia pode ser afetada pela temperatura, humidade e outros factores ambientais.

Capítulo 2:

2.0 Revisão da literatura:

1. Tong J. Gan. *Et al.,* **(2010)**[1] descreveram o diclofenac como um medicamento anti-inflamatório não esteroide (AINE) comprovado e comummente prescrito, com propriedades analgésicas, anti-inflamatórias e antipiréticas, que demonstrou ser eficaz no tratamento de uma variedade de dores agudas e crónicas e de condições inflamatórias. Tal como acontece com todos os AINE, o diclofenac exerce a sua ação através da inibição da síntese de prostaglandinas, inibindo a ciclo-oxigenase-1 (COX-1) e a ciclo-oxigenase-2 (COX-2) com relativa equipotência. No entanto, uma vasta investigação demonstra que a atividade farmacológica do diclofenac vai além da inibição da COX e inclui mecanismos de ação multimodais e, em alguns casos, novos mecanismos de ação (MOA).

2. Y. S. Tanwar. *et al.,* **(2012)**[2] explicaram a formulação tópica de gel de diclofenaco de sódio usando d diferentes agentes gelificantes carbopol, Na CMC, HPMC (K4M) e alginato de sódio em diferentes concentrações, o que atenuaria as toxicidades gastrointestinais associadas à administração oral. Foram avaliadas as propriedades físico-químicas, como a homogeneidade, a granulosidade, a viscosidade, o pH, a capacidade de espalhamento, o teor de fármaco, a irritação cutânea, a libertação in vitro do fármaco e os estudos de estabilidade. A taxa de libertação do fármaco in vitro do gel foi avaliada utilizando uma célula de difusão de Franz contendo uma membrana de celofane com um tampão fosfato de pH 6,8 como meio recetor. Os estudos mostraram que a libertação do fármaco diminuiu com o aumento da concentração do agente gelificante porque a concentração do polímero aumenta, a viscosidade aumenta. O fármaco foi absorvido a partir do local de aplicação enquanto permaneceu numa concentração mais elevada de agente gelificante em forma de solução.

3. Subhashree Sahoo *et al.,* **(2012)**[3] elaboraram a interação química entre a ofloxacina e o polímero na formulação, que foi estudada por FTIR e espetroscopia Raman. A partir da interpretação espetral, verificou-se que, na formulação, os grupos carboxílicos da ofloxacina e os grupos hidroxilo do Carbopol 940 sofrem uma interação química, levando à esterificação e à ligação de hidrogénio. A formação de micelas devido à esterificação e à ligação de hidrogénio provoca um maior aprisionamento do fármaco e uma formulação estável. Como resultado, a formulação de ofloxacina pode proporcionar uma melhor libertação controlada e uma ação mucoadesiva no trato gastrointestinal. Por conseguinte, o Carbopol 940 pode ser considerado um veículo eficaz para a ofloxacina.

4. **Karastojanov Stefan.** *et al.,***(2013)**[4] descreveu o instrumento para a determinação da textura com o dispositivo de sopro de ar - O dispositivo de sopro de textura alimentar (FPD) é um novo dispositivo que produz medições reológicas sem contacto, rápidas, fáceis e não destrutivas de produtos alimentares. O instrumento aplica um impulso de ar controlado à superfície de um produto alimentar, enquanto um sensor de distância a laser mede a deformação. Esta abordagem pode ser considerada como um método alternativo para propriedades reológicas fundamentais como a viscosidade e a elasticidade. A aplicabilidade do FPD para a determinação das propriedades reológicas da maionese foi avaliada comparativamente em relação ao analisador de textura e ao reómetro.

5. **L. Rubio.** *et al.,* **(2014)**[5] explicaram a utilidade dos sistemas bicelulares para retardar a penetração de fármacos na pele danificada. O composto ativo utilizado neste estudo foi o diclofenac de sódio (DDEA). Inicialmente, foi efectuada a caraterização físico-química dos sistemas bicelulares de DDEA a diferentes temperaturas através das técnicas de dispersão de raios X a pequeno ângulo (SAXS), dispersão de raios X a grande ângulo (WAXS) e calorimetria diferencial de varrimento (DSC). Posteriormente, foi estudada a absorção percutânea in vitro dos sistemas bicelulares na pele danificada in vitro.

6. Padma Devi Chellapa *et al.*, (2015)[6] descreveram a nanoemulsão como um tipo de emulsão com tamanho de gotícula uniforme e extremamente pequeno, na gama de 20-200 nm. A nanoemulsão oferece inúmeras vantagens em relação a outros transportadores, como nanopartículas poliméricas e lipossomas, incluindo um procedimento de preparação de baixo custo, um sistema de carregamento de fármacos altamente hidrofílico e lipofílico para aumentar a vida útil mais longa ao preservar os agentes terapêuticos. A incorporação da preparação da nanoemulsão com a matriz de hidrogel para produzir o nanoemulgel é exibida pelos dois sistemas separados que o formam. O nano emulgel possui as propriedades de tixotrópico, não gorduroso, facilmente espalhável, facilmente removível, emoliente, não mancha, solúvel em água, maior prazo de validade, bio-amigável, translúcido e de aparência agradável.

7. Emin Yılmaz. et al., (2015)[7] estudo elaborado sobre, azeite virgem e oleogéis de óleo de avelã foram preparados com cera de abelha e cera de girassol, enquanto os oleogéis de óleo de avelã foram aromatizados com diacetil. Por esta razão, o primeiro objetivo deste estudo era testar as propriedades sensoriais e a aceitação do consumidor do azeite virgem quando preparado como gordura para barrar sob a forma de oleogel. O segundo objetivo era determinar como é que os oleogéis de avelã seriam recebidos como uma alternativa à massa através destes testes sensoriais e de consumo.

8. Eunmi Ban. *et al.*, (2016)[8] descreveram as variáveis independentes, X1, X2 e X3, que representam as percentagens em peso de Poloxamer 407, Poloxamer 188 e o polietilenoglicol-400, respetivamente (estes polímeros são agentes gelificantes termo reversíveis ou solubilizadores). A emodina, um composto pouco solúvel em água, foi utilizada como fármaco modelo. Foram preparadas 15 formulações de gel com base nas composições geradas por um tipo de desenho de mistura de vértices extremos utilizando o software DoE, no qual foram medidas as temperaturas da gelatina (Y1) e a solubilidade da emodina (Y2). A temperatura da gelatina e a solubilidade da emodina foram descritas adequadamente usando um modelo cúbico completo e um modelo quadrático, respetivamente.

9. **Manish Kumar Jeengar** *et al.,* **(2016)**[9] descreveram que as nanoemulsões são mais adequadas para a administração tópica devido à sua libertação controlada de fármacos, capacidade de solubilização de fármacos lipofílicos e estabilidade a relativamente longo prazo. Assim, foram desenvolvidas nanoemulsões carregadas com curcumina utilizando óleo de emu como fase oleosa. A nanoemulsão optimizada final carregada de curcumina foi incorporada numa base de gel de Carbopol a 1% para aumentar o seu tempo de retenção na pele, uma vez que a retenção de nanoemulsões na pele é uma grande preocupação devido à sua baixa viscosidade.

10. **Pinaki Sengupta** *et al.,* **(2017)**[10] descreveram o Nano emulgel como uma formulação amalgamada de dois sistemas diferentes em que a nano emulsão contendo fármaco é incorporada numa base de gel. A fusão dos dois sistemas torna esta formulação vantajosa de várias maneiras. Os fármacos lipofílicos podem ser facilmente incorporados e a permeabilidade cutânea dos fármacos incorporados pode ser aumentada em várias vezes devido às gotículas finamente distribuídas da fase de nanoemulsão. Como resultado, os perfis farmacocinéticos e farmacodinâmicos dos fármacos lipofílicos são significativamente melhorados. Nos últimos anos, tem-se verificado uma tendência crescente na utilização tópica de nanoemulgel, devido à melhor aceitabilidade da preparação pelos doentes, em virtude da sua administração não invasiva, da prevenção de efeitos secundários gastrointestinais, da facilidade de aplicação e do bom perfil terapêutico e de segurança. Apesar de ter algumas limitações, a formulação de nanoemulgel pode ser considerada como um candidato potencial e promissor para a administração tópica de fármacos lipofílicos no futuro.

11. **Swati Talele. et al., (2017)**[11] descreveram a formulação de dispersão de tamanhos nano de diclofenaco de sódio pelo método de difusão de solvente em emulsão e incorporação de agente gelificante para produzir nanogel. A formulação é

caracterizada por um tamanho de partícula que varia de 100-400 nm. Um medicamento chamado diclofenac de sódio foi utilizado em doenças reumatóides e doenças inflamatórias crónicas. O sistema de co-solvente glicerol:água (20:80) é selecionado para preparar nanogéis de diclofenac sódico utilizando diferentes polímeros e tem um melhor coeficiente de permeabilidade do que o co-solvente álcool:água.

12. **Hira Choudhury** *et al.*, **(2017)**[7] explicaram a natureza lipofílica da maioria dos novos fármacos desenvolvidos nesta era moderna, resultando numa fraca biodisponibilidade oral, numa absorção errática e em variações farmacocinéticas. Portanto, este novo sistema de entrega transdérmica provou ser vantajoso em relação a outras entregas orais e / ou tópicas de medicamentos para evitar tais distúrbios. Estes nanoemulgéis são basicamente nanoemulsões de óleo em água gelificadas com a utilização de um agente gelificante. Esta fase de gel na formulação não é gordurosa, o que favorece a adesão do utilizador e estabiliza a formulação através da redução das superfícies e da tensão interfacial. Simultaneamente, pode ser direccionada mais especificamente para o local de ação e pode evitar o metabolismo de primeira passagem e aliviar o utilizador de incompatibilidades gástricas/sistémicas.

13. **Vijay Mishra.** *et al.*, **(2018)**[8] descreveram a DoE, que permitiria a escolha de condições como flutuações de temperatura, equipamento, analistas, etc., que não sejam demasiado sensíveis a factores de ruído. Uma gestão de risco sistemática e imparcial traduz eficazmente o risco e a falha associados ao método para cumprir as CMA's em risco para o doente. É possível derivar os CMA a partir dos perfis de risco dos doentes que são aceitáveis, do desempenho dos processos e dos CQA dos produtos, mas a informação não está bem integrada na prática. Há muitas razões para

não ligar os aspectos de desenvolvimento de produtos do QbD, sendo o nível do doente o ponto de partida e descendo a escada até ao apoio analítico fora de linha.

14. Braa Hajjar.*etal.*,**(2018)**[14] descreveu a microemulsão (ME) que foi preparada usando caprilocaproil polioxil-8 glicerídeos, éter monoetílico de dietilenoglicol e monolaurato de propilenoglicol. Para aumentar a viscosidade, foi utilizado carbopol para formar um gel à base de ME. As formulações preparadas foram caracterizadas quanto ao aspeto físico, tamanho das gotículas, potencial zeta, índice de refração, percentagem de transmitância, ciclos de aquecimento e arrefecimento, separação de fases, pH, condutividade, viscosidade, teor de fármaco, teste de solubilidade de coloração, microscopia eletrónica de transmissão e libertação de fármaco in vitro utilizando células de difusão de Franz.

15. Dewi Sondari. et al., (2018)[15] explicaram que a nanoemulsão utilizou o tipo de emulsão óleo em água (O/W) com uma relação de peso de 20:80 (% w/w) e valores de equilíbrio hidrofílico-lipofílico (HLB) do sistema de emulsão O/W na faixa de 10,0-16,5 para obter emulsões em escala nanométrica. Os tensioactivos utilizados neste estudo foram o tween 85 e o trietanol amina. Os resultados mostraram que a frequência óptima a 7 kHz com tamanho de partícula de nano emulsão de 222,9 nm com tempo de emulsificação de 30 minutos. O efeito do tensioativo tween 85 na nanoemulsão mostrou que quanto maior a concentração do tensioativo tween 85, menor o tamanho das partículas da nanoemulsão. A concentração do tensioativo tween 85 na quantidade de 8,0 % em peso foi a concentração óptima com 99,2 ± 45,2 nm de tamanho de partícula de nanoemulsão em HLB13.93.

16. Tahir Mehmood. *et al.,* (2018)[16] descreveu a metodologia de superfície (RSM) juntamente com o design composto central (CCD) foi usado para investigar o efeito de variáveis independentes (concentração de surfactante, tempo de homogeneização ultrassônica e conteúdo de óleo) em variáveis de resposta. Os resultados da análise RSM revelaram que os resultados experimentais foram melhor ajustados ao modelo polinomial aquadrático com valores de coeficiente de regressão superiores a 0,900 para todas as respostas. As condições de preparação optimizadas para as nanoemulsões de β-caroteno foram 5,82 % de concentração de surfactante, 4 min de tempo de homogeneização ultra-sónica e 6,50 % de teor de óleo. Os valores experimentais em condições de preparação optimizadas foram119.33nm tamanho da gota, 2,67% valor anisidina e 85,63% de retenção de β-caroteno.

17. **Hina Javed.** *et al.*, **(2018)**[17] descreveram nanoemulgéis nasais de difenidramina (DPH) que foram desenvolvidos com propilenoglicol e azeite de oliva (como intensificadores de permeação) usando RSM para otimização e, em seguida, avaliados quanto às características físico-químicas e estabilidade térmica. Foi efectuada a libertação *in vitro* do fármaco através da membrana de celofane e os resultados foram analisados estatisticamente. Além disso, foram realizados estudos de gelificação, adesividade muco e estudos ex-vivo e histopatológicos na formulação optimizada utilizando a membrana nasal de cabra. Entre todas as formulações, a E2 apresentou uma libertação máxima de DPH a uma concentração mais elevada de azeite (4%) e a uma concentração mais baixa de propilenoglicol (PG) (25%) no espaço de 4 h. Todas as formulações seguiram uma cinética de primeira ordem e o mecanismo de libertação do fármaco foi a difusão fickiana.

18. **Neşe Buket Aksu. et al., (2019)**[18] descreveram formulações que foram otimizadas usando a abordagem de qualidade por design (QbD). As formulações preparadas foram avaliadas quanto à clareza, temperatura de transição sol-gel, capacidade de gelificação, pH, viscosidade e teor de fármaco. As temperaturas de gelificação de todas as formulações carregadas com ácido fusídico situaram-se no intervalo de 30-34 °C. Além disso, foram também examinadas a esterilidade, a atividade antibacteriana, a estabilidade, a libertação *in vitro* de ácido fusídico, a permeação ex vivo e o estudo de penetração destas formulações. A caraterística de cicatrização da ferida foi avaliada através da determinação da contração da ferida e de um estudo histopatológico. Com base nos efeitos antimicrobianos e de

cicatrização de feridas observados, as formulações que contêm ácido fusídico podem ser utilizadas como alternativa ao creme comercial.

19. **Tejashree Waghule.** *Et al.,* **(2019)**[9] descreveram, QbD (Quality by Design) como avaliação de risco foi explorada para a preparação de NLC's carregados com voriconazol. O design Box-Behnken foi utilizado para avaliação e otimização de riscos para vários parâmetros de formulação e processo. Foram utilizados dois pontos centrais no desenho para a realização do objetivo. A formulação optimizada mostrou um tamanho médio de partícula de 107,7 ± 8 nm com 70,52 ± 5 % de eficiência de aprisionamento e 6,59 % de carga de fármaco. O estudo de libertação de fármaco *in-vitro* revelou a libertação prolongada de voriconazol durante 10 h. A formulação selecionada foi carregada em gel de carbopol e os estudos de permeação exvivo do gel carregado com NLC mostraram uma permeação melhorada (66,45 %) e uma libertação sustentada até 11 h em comparação com o gel à base de fármaco livre.

20. **Neslihan Ustundag Okur.** *et al.,* **(2019)**[20] sistema de gelificação formulado in situ foi aplicado para aumentar o tempo de residência e a biodisponibilidade do voriconazol na mucosa ocular. Os géis preparados foram avaliados quanto à clareza, temperatura de transição sol-gel, capacidade de gelificação, pH, viscosidade, FT-IR e teor de fármaco. As temperaturas de gelificação de todas as formulações situaram-se no intervalo de 29-34 °C. Todas as formulações apresentaram um teor de fármaco bastante uniforme. Além disso, a esterilidade, a atividade antifúngica, a estabilidade, a libertação do fármaco in vitro, a permeação ex vivo, a penetração e o estudo in vivo destas formulações também foram examinados.

21. **Shadab Md. et al., (2020)**[21] Descreveu que a nanoemulsão de diclofenaco foi formulada usando óleo de cravo com quantidade adequada de surfactantes e co-surfactantes, e foi convertida em forma de hidrogel usando Carbopol 980 como agente gelificante. O tamanho das gotículas dos glóbulos de óleo na nanoemulsão foi de 64,07 ± 2,65 nm com um índice de polidispersidade baixo (0,238 ± 0,02)

juntamente com um potencial zeta negativo elevado (-39,06 mV). O nanoemulgel desenvolvido apresentou um comportamento não-Newtoniano e pseudoplástico. O perfil de libertação in vitro do nanoemulgel desenvolvido foi superior ao do gel comercializado e convencional. O teste de edema de pata induzido por arrageenan foi realizado em ratos para avaliar a atividade anti-inflamatória do nanoemulgel desenvolvido.

22. **V. Harshitha *et al.*, (2020)[10]** investigaram o nano emulgel como sistema de administração transdérmica de um fármaco pouco solúvel em água. Diferentes componentes da nanoemulsão (óleo, surfactante e co-surfactante) foram seleccionados com base na solubilidade e na capacidade de emulsificação. Foi utilizada uma técnica de homogeneização a alta pressão para a preparação da nanoemulsão. O agente gelificante foi aplicado para transformar a nanoemulsão em nanoemulgel como uma matriz de gel. Os nano emulgéis carregados com fármacos foram caracterizados quanto ao tamanho das partículas, SEM, viscosidade, capacidade de espalhamento, extrudibilidade, pH e estabilidade.

23. **Saba Maanvizhi *et al.*, (2020)[11]** compararam as formulações de gel de diclofenac sódico (Marca A, B, C) disponíveis no mercado farmacêutico local de Tamil Nadu com um gel de referência fabricado em laboratório, utilizando uma célula de difusão vertical através de uma membrana sintética. Para este estudo, foram seleccionadas três marcas de formulações tópicas em gel amplamente prescritas (marcas A, B e C). Todas estas marcas continham 1% de diclofenac de sódio como fármaco ativo. O estudo da libertação do fármaco foi efectuado utilizando um aparelho de célula de difusão vertical e a análise foi realizada com espetroscopia UV. Para determinar a cinética de libertação, esta foi interpretada com vários modelos matemáticos, como os de ordem zero, primeira ordem, modelo de Higuchi e modelo de Korsmeyer-Peppas. O valor R2 para cada modelo cinético também foi determinado, o que

indicou a linearidade da cinética de libertação para cada marca.

24. Tejashree Waghule *et al.,* (2020)[12] explicaram que foi utilizado um design Box-Behnken de três níveis com 14 execuções para otimização. Os LCNP foram avaliados quanto ao tamanho, índice de polidispersão, potencial zeta, eficiência de aprisionamento, morfologia, caraterização do estado sólido e libertação do fármaco. Verificou-se que as LCNP's mostraram uma libertação prolongada do fármaco até 12 h, em comparação com o fármaco livre, que mostrou uma libertação de 100 % em menos de 3 h. A formulação optimizada foi ainda investigada para estudos de aumento de escala, incorporada no gel de carbopol e caracterizada quanto aos parâmetros reológicos, permeação cutânea e acumulação cutânea.

25. Katayoun Morteza-Semnani. et al., (2021)[25] descreveram que a utilização de estratégias baseadas na nanotecnologia é uma das formas de ultrapassar esta limitação. Este estudo teve como objetivo explorar a capacidade de aumento da permeação transdérmica do óleo essencial de cominho em sistemas de nano emulgel c contendo diclofenac de sódio. A nanoemulsão de óleo essencial de cominho foi produzida pela técnica de homogeneização de alta pressão. A formulação foi optimizada alterando os valores HLB numa gama de 9,65-16,7 utilizando diferentes misturas de tensioactivos, nomeadamente, Tween 20, Tween 80 e Span 80. As preparações foram caracterizadas pelo índice de polidispersão, tamanho das gotículas e potencial zeta. A nanoemulsão com concentrações de 2 e 4 % de óleo essencial foi incorporada numa matriz de gel de Carbopol a 0,75 % para criar uma formulação de nanoemulgel, e o seu efeito de aumento da permeação foi efectuado através de células de difusão de Franz.

26. Nabil A. Alhakamy. *et al.,* (2021)[13] explicaram que a dor é um sofrimento comum nas doenças inflamatórias crónicas e que o etoricoxib (ETB) é frequentemente utilizado na sua gestão. Possui menos efeitos adversos quando comparado com outros fármacos anti-inflamatórios não esteróides (AINE). No presente estudo, foi formulada e optimizada uma nanoemulsão carregada com ETB (ETB-NE). O óleo de eucalipto, o Tween 20 e o PEG 200 foram escolhidos como óleo, surfactante e co-surfactante, respetivamente. A formulação foi optimizada utilizando o modelo Box-Behnken. O ETB-NE optimizado continha óleo, mistura de S e água em concentrações de 11,5, 38 e 50 %, respetivamente. O tamanho das gotículas, o índice de polidispersão e os valores do potencial zeta foram de 179,6 ± 4,21 nm, 0,373 ± 0,02 e -10,9 ± 1,01 mV, respetivamente. A amostra optimizada de ETB-NE passou nos testes de estabilidade termodinâmica e de dispersibilidade.

27. **Marwa H. Abdallah.** *et al.,* **(2021)**[14] formulou preparações que foram avaliadas quanto ao seu aspeto físico, espalhabilidade, viscosidade, tamanho de partícula, libertação de fármaco in vitro e estudos de permeação ex vivo. Além disso, o método do edema da pata traseira do rato induzido por carragenina foi adotado para examinar a atividade anti-inflamatória, enquanto o método da placa quente e o teste de contorção induzido por ácido acético foram utilizados para avaliar a atividade antinociceptiva de diferentes formulações em ratinhos BALB/c machos. As preparações formuladas com BRU apresentaram boas características físicas.

28. **Anna Lis. et al., (2021)**[28] descreveram curvas de regressão que quantificam bem as relações entre os dados experimentais gerados por dois sistemas de medição: firmeza medida com a sonda de corte de arame (WCP) e a sonda de cilindro P/5 (P/5CP) no analisador de textura TA.XT Plus (70,49 %), e firmeza medida com a sonda de cone AP 4/2 (AP 4/2 CP) e P/5CP (TA.XT Plus) (79,96 %). Os resultados deste estudo indicam que os valores das propriedades texturais da manteiga medidos com diferentes sistemas de análise podem ser comparados. Os testes de penetração efectuados com a utilização do AP 4/2 CP ou do P/5CP (TA.XT Plus) podem ser rápidos e fáceis de realizar e podem substituir eficazmente os testes de cisalhamento.

Capítulo 3: Perfil do Medicamento - Diclofenac de Sódio

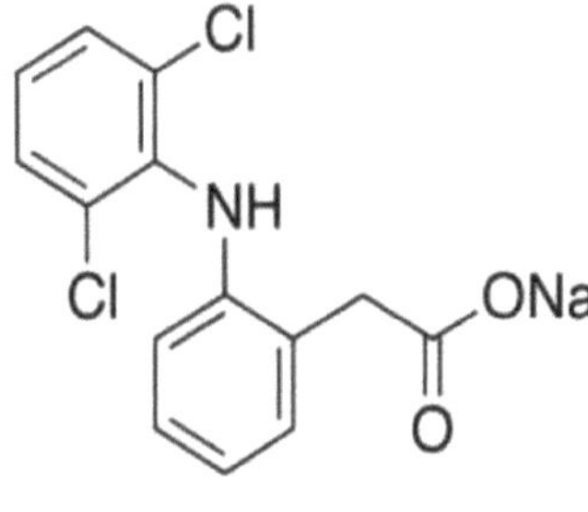

Fig 3.1: Structure of Diclofenac Sodium.[4]

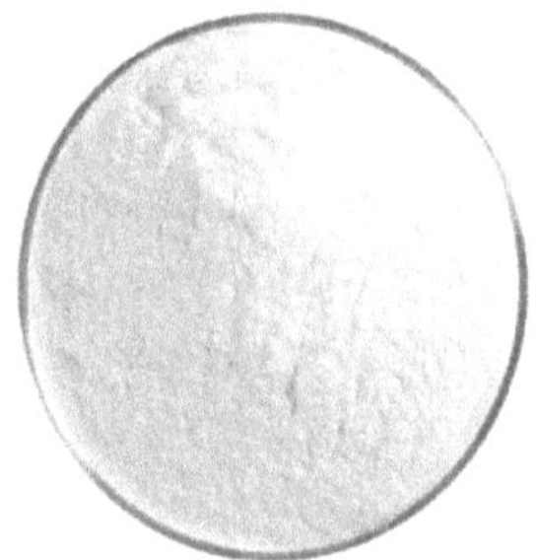

Fig 3.2: Appearance of Diclofenac Sodium.[8]

Categoria: AINEs.

Fórmula molecular: $C_{14}H_{10}Cl_2NNaO_2$

Peso molecular: 318,13g/mol

Denominação IUPAC: Acetato de 2-[2-(2,6-dicloroanilino)fenilo

Solubilidade em água: Parcialmente solúvel a 0,00482 mg/ml

Solubilidade em solventes orgânicos: 50mg/ml

Número CAS: 15307-79-6

Ponto de fusão: 279-289 °C

Ponto de ebulição: 412,0 ± 45,0 °C

Meia-vida: 2 horas

Descrição física: Sólido

Mecanismo de ação:

Pensa-se que os efeitos anti-inflamatórios do diclofenac se devem à inibição da migração dos leucócitos e da enzima ciclo-oxigenase (COX-1 e COX-2), o que leva à inibição periférica da síntese de prostaglandinas. Dado que as prostaglandinas sensibilizam os receptores da dor, a inibição da sua síntese é responsável pelos efeitos analgésicos do diclofenac (Figura 3.3). Os efeitos antipiréticos podem ser devidos à ação no hipotálamo, resultando em dilatação periférica, aumento do fluxo sanguíneo cutâneo e subsequente dissipação de calor.

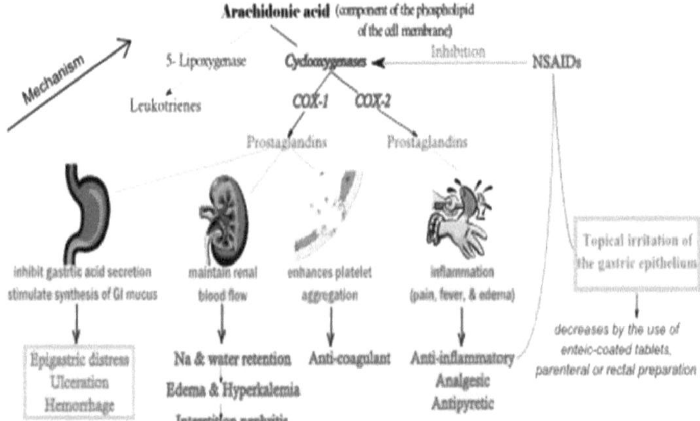

Fig. 3.3: Mecanismo de ação.[9]

Farmacodinâmica:

O diclofenac é um medicamento anti-inflamatório não esteroide (AINE) de ácido acético com propriedades analgésicas e antipiréticas. O diclofenac é utilizado para tratar a dor, a dismenorreia, a inflamação ocular, a osteoartrite, a artrite reumatoide, a espondilite anquilosante e a queratose actínica[ ]28

Capítulo 4:

4.0 Investigação prevista:

A artrite tem sido a principal causa de incapacidade mais frequentemente relatada entre adultos em todo o mundo por> 15 anos, foi responsável por> $ 300 bilhões em custos anuais diretos e indiretos atribuíveis à artrite nos EUA durante 2013, está ligada a níveis desproporcionalmente altos de ansiedade e depressão, e está projetada para aumentar 49% na prevalência de 2010-2012 a 2040. Para atualizar as estimativas nacionais de prevalência da artrite e da limitação da atividade atribuível à artrite (AAAL) entre adultos de todo o mundo, o CDC analisou dados combinados do National Health Interview Survey (NHIS) de 2016-2018. Estima-se que 58,5 milhões de adultos com idade $\geq$ 18 anos (23,7%) relataram artrite; 25,7 milhões (10,4% no geral; 43,9% entre aqueles com artrite) relataram AAAL. A prevalência tanto da artrite como da AAAL foi mais elevada entre os adultos com limitações físicas, poucas oportunidades económicas e saúde geral precária. A artrite foi comunicada por mais de metade dos inquiridos com idade $\geq$ 65 anos (50,4%), por adultos incapazes de trabalhar ou incapacitados (52,3%) ou por adultos com autoavaliação de saúde razoável/pobre (51,2%), sintomas articulares nos últimos 30 dias (52,2%), incapacidade para as actividades da vida diária (ADL) (54,8%) ou incapacidade para as actividades instrumentais da vida diária (IADL) (55,9%). Uma divulgação mais ampla das intervenções existentes, baseadas em provas e realizadas na comunidade, juntamente com a coordenação clínica e a atenção aos determinantes sociais da saúde (por exemplo, melhores oportunidades sociais, económicas e de saúde mental), pode ajudar a reduzir a prevalência generalizada da artrite e os seus efeitos adversos.

Os géis tópicos são sistemas semi-sólidos reticulados em que as partículas. As moléculas activas do fármaco estão uniformemente dispersas num meio sólido e destinam-se a ser utilizadas como sistema de administração tópica de fármacos para doenças de artrite ou absorção sistemática através da pele da superfície tópica. Como a artrite é uma inflamação localizada, o gel tópico oferece várias vantagens em relação a outros sistemas de administração, incluindo a biodisponibilidade do fármaco, a libertação rápida e a ação local do fármaco. Reduz os efeitos secundários e melhora as companhias dos doentes. Estas são as características essenciais e únicas do gel tópico e de outros sistemas de administração que o tornam uma via ideal do sistema de administração tópica de medicamentos.

No presente estudo, foi selecionado o medicamento. O diclofenaco sódico é um derivado do ácido fenilacético e tem efeitos inflamatórios principalmente pela inibição da síntese de COX. Quando é administrado por via oral ou tópica, apresenta um efeito inflamatório em torno da área de inflamação. Verifica-se também que o diclofenac de sódio é um medicamento anti-inflamatório não esteroide (AINE). Inibe seletivamente a ciclogénase-1 (cox-1) e a ciclogénase-2 (cox-2) e é utilizado para aliviar a artrite e outras condições inflamatórias, sendo também utilizado na inflamação e na atividade analgésica. Por conseguinte, um gel de Diclofenac de Sódio pode ser um tratamento eficaz contra a doença da artrite.

O objetivo do presente estudo é formular e avaliar um gel tópico de Diclofenac de Sódio que possa ser utilizado para o tratamento eficaz de doenças relacionadas com a artrite. Quando este gel tópico é aplicado na dor e na área circundante, o fármaco é absorvido através da pele. O gel tópico pode ser uma boa opção para a artrite do que outros sistemas de administração, uma vez que tem inúmeras vantagens, como ser económico, fácil de administrar, amigo do doente, com efeito localizado no local alvo.

Capítulo 5:

5.0 Plano de trabalho:

1. Revisão da literatura.

2. Estudos de pré-formulação:

   - Seleção do medicamento (API)
   - Seleção de excipientes e polímeros
   - Identificação de API, excipientes e polímeros
   - Aspeto físico
   - Ponto de fusão
   - Estudo de compatibilidade dos excipientes do medicamento utilizando (DSC)
   - Análise UV
   - Estudos FT-IR

3. Formulação de um gel de uso tópico.

4. Otimização do gel preparado.

5. Avaliação das formulações de gel preparadas:

   - Aspeto físico
   - Determinação do pH
   - Estudo de viscosidade
   - Estudos de espalhabilidade utilizando o Analisador de Textura
   - Determinação da percentagem de fármaco
   - Estudo de libertação do fármaco *in-vitro*
   - Estudos de estabilidade

6. Compilação de dados.

7. Resultados e discussão.

8. Resumo e conclusão.

Capítulo 6:

6. Trabalho experimental: Materiais e Métodos

Materiais: Os produtos químicos utilizados na preparação do gel de diclofenac de sódio incluíam o medicamento Diclofenac de sódio adquirido na Central Drug House (CDH), Nova Deli, Índia), Carbopol 940/934 da CDH, Nova Deli, Hidroxipropilmetilcelulose HPMC-3K da CDH, Nova Deli, Polietilenoglicol-300 da CDH, Nova Deli, Metanol da CDH, Nova Deli. O hidrogenofosfato dissódico anidro de (CDH, Nova Deli), o di-hidrogenofosfato de potássio anidro (CDH, Nova Deli), o cloreto de sódio (CDH, Nova Deli), a trietanolamina (CDH, Nova Deli), o glicerol de (CDH, Nova Deli), a água de rosas foi adquirida à Dabar India Private Limited e o mentol foi adquirido à Siera organics através da Amazon, Índia. A Tabela 6.1 mostra a lista de produtos químicos utilizados para a preparação e caraterização do Gel de Diclofenac de Sódio.

Tabela 6.1: Lista de produtos químicos, solventes e excipientes utilizados.

S.no	Chemical	Manufacturing Company Name
1	Carbopol-940/934	CDH
2	Disodium hydrogen phosphate	CDH
3	Pottasium Di hydrogen phosphate	CDH
4	Sodium Chloride flakes	CDH
5	Polyethyleneglycol-300	CDH
6	Triethanolamine	CDH
7	Diclofenac Sodium	CDH
8	Methenol	CDH
9	Glycerol	CDH
10	Rosewater	Dabar
11	HPMC 3k	CDH
11	Menthol	Siera Organics

A Tabela 6.2 mostra a lista de instrumentos utilizados na formulação e avaliação de formulações de gel.

Quadro 6.2: Instrumento utilizado.

S.no	Instrument Name	Company Name
1	UV spectrophotometer	Shimadzu, UV-1900
2	FTIR	Shimadzu IR, Prestige- 21
3	DSC Analyser	Perkin Elmer, Zade DSC
4	Digital pH meter	Cp Cole-Parmer, PB-10
5	Weighing balance	Sartorius, Cubis -II
6	Magnetic stirrer	Cp Cole-parmer, WW-16358-91
7	Texture analyzer	Stable micro system U.K.,TA.XT Express
8	Probe sonicator	Biologics inc,150-VT
9	Hot air oven	Meta lab scientific industry, 85141000
10	Franz diffusion cell	Dolphin,1475
11	Melting Point apparatus	Veego, VMP-PM
12	Brookfield viscometer	Brookfield, DV-II Pro

Estudos de pré-formulação:

Uma fase do processo de investigação e desenvolvimento em que as propriedades químicas, físicas e mecânicas de um novo fármaco ou molécula são caracterizadas com o objetivo de desenvolver uma formulação ou forma de dosagem eficaz e segura, designada por estudos de pré-formulação. Estes estudos são a componente essencial da investigação e fornecem a base científica para o desenvolvimento da formulação. Os estudos de pré-formulação foram efetuados em termos de identificação de testes (aspeto físico, ponto de fusão, espectros UV e IR), estudos de solubilidade e determinação da estimativa quantitativa de fármacos.

Teste de identificação:

➢ **Aspeto físico:**

O diclofenac de sódio foi avaliado fisicamente quanto à cor, sabor e odor.

Os resultados são apresentados no quadro 6.3.

Tabela 6.3: Teste de aparência física para drogas.

S.no	Drug	Color	Taste	Odor
1	Diclofenac Sodium	White, Crystalline powder	Bitter	Odorless

2. Ponto de fusão:

O ponto de fusão foi determinado utilizando um aparelho de ponto de fusão e os resultados são apresentados na Tabela n.º 6.4 abaixo.

Tabela 6.4: Determinação do ponto de fusão dos fármacos.

S.no	Drug	Reported temp °C	Observed temp °C
1	Diclofenac Sodium	279-289°C	288 °C

O ponto de fusão foi encontrado a 288 °C, bem dentro do intervalo relatado de 279-289 °C.

➢ Estudos de solubilidade:

A solubilidade pode ser definida como a interação espontânea de duas ou mais substâncias para formar uma dispersão molecular homogénea. A solubilidade do fármaco foi determinada pelo método de análise qualitativa (Quadro 6.5). A solubilidade do fármaco foi determinada em vários solventes, como metanol, etanol, água e tampão.

Tabela 6.5: Solubilidade dos fármacos em diferentes solventes.

S.no	Solvents	Solubility profile
1	Methanol	Soluble
2	Ethanol	Soluble
3	Water	Insoluble
4	Phosphate buffer saline 7.4	Soluble

4. Calorímetro diferencial de varrimento (DSC):

A calorimetria diferencial de varrimento (DSC) é uma técnica analítica para caraterizar o comportamento térmico e para medir a forma como as propriedades físicas de uma amostra se alteram, juntamente com a temperatura em função do tempo, sendo que tanto a amostra como a referência são mantidas praticamente à mesma temperatura durante toda a experiência.

A análise DSC do fármaco e do excipiente foi efectuada aquecendo a amostra de 30 a 340°C a uma taxa de aquecimento de 10°C/min num ambiente de azoto constante. Os resultados são apresentados na Figura n.º 6.1-6.4 e na Tabela n.º 6.6.

Tabela 6.6: Dados do termograma DSC.

S.no.	Drug	Onset temperature °C	Peak temperature °C	End set temperature °C

1	Diclofenac Sodium	278	282.7	288.7
2	Carbapol 940	60	89	120
3	Physical mixture	138	140	149

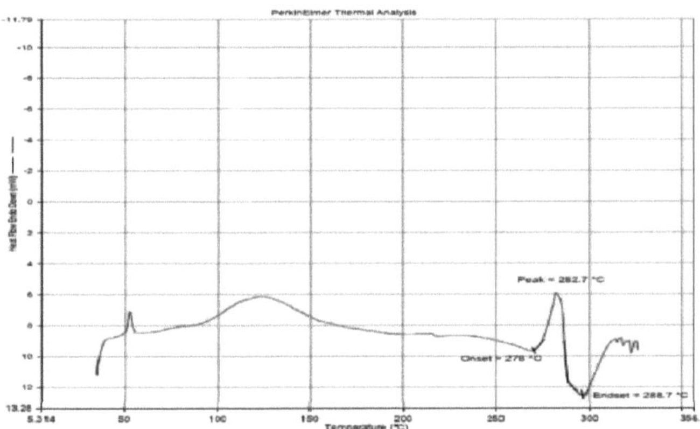

Fig. 6.1: Termograma DSC do Diclofenac de Sódio.

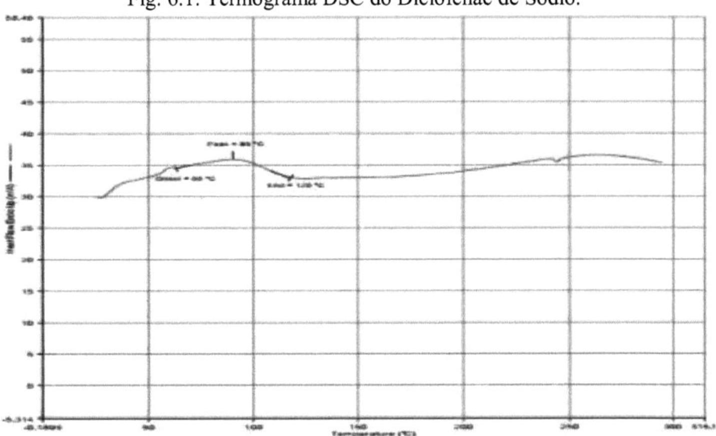

Fig 6.2 : Termograma DSC do Carbopol 940.

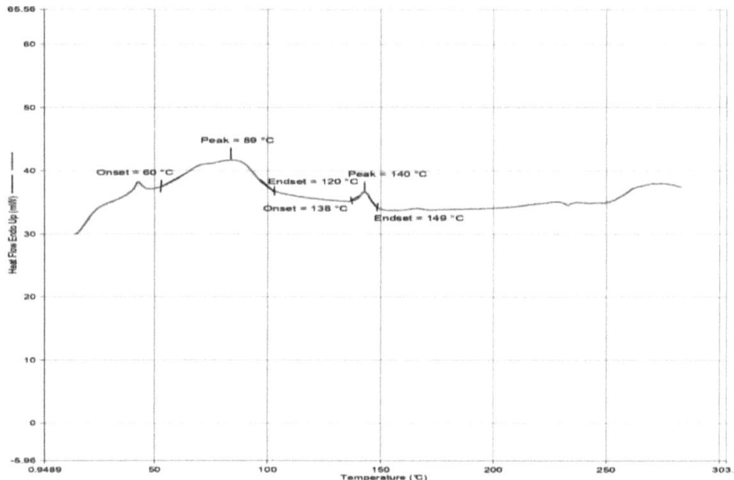

Fig. 6.3: Termograma DSC da mistura física.

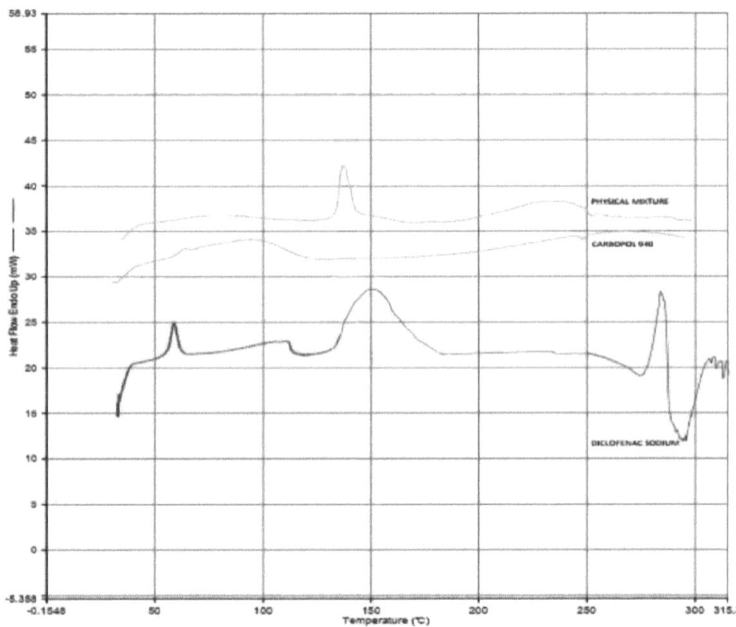

Fig. 6.4: Termograma DSC sobreposto de diclofenac de sódio + carbopol 940 + mistura física.

É uma técnica termoanalítica para medir a forma como as propriedades físicas de uma amostra se alteram, juntamente com a temperatura em função do tempo. A análise DSC de fármacos e fármaco-excipientes foi realizada aquecendo a amostra de 30 a 340 °C a uma taxa de aquecimento de 10 °C/min num ambiente de azoto.

O termograma DSC do Diclofenac de sódio mostra um pico endotérmico largo a 282,7 °C, que é também o ponto de fusão do Diclofenac de sódio, uma vez que este funde no intervalo de 288 °C. Não se registam picos secundários, nem decomposição, nem transições para a forma sólida. O termograma DSC mostrou que não houve nenhuma diferença importante na temperatura endotérmica do pico quando comparado com o termograma padrão. Não se observam interacções entre o medicamento e o excipiente no termograma.

Os resultados são apresentados nas figuras 6.1-6.4.

5. Análise FT-IR:

A espetroscopia de infravermelhos com transformada de Fourier (FTIR) é um método para obter o espetro de infravermelhos da absorção, emissão e fotocondutividade de um sólido, líquido ou gás. É aplicado para descobrir os diferentes grupos funcionais de uma amostra.

Os espectros de infravermelhos do Diclofenac de Sódio foram obtidos utilizando o instrumento FTIR (IR- 21Shimadzu, Japão). Os resultados são apresentados na Figura n.º 6.5 e na Tabela n.º 6.7, respetivamente.

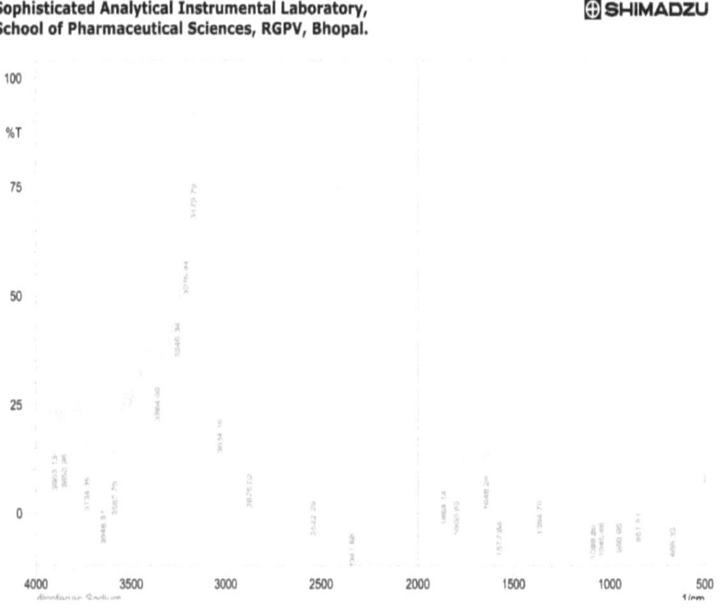

Fig. 6.5: Espectros FTIR do diclofenac de sódio.

Tabela 6.7: Bandas de absorção características do Diclofenac de Sódio.

S.no	Waveno.(cm^{-1})	Expected Absorption	Observation (cm^{-1})
1	3550– 3060	N-H	3246.34
2	3300– 2400	COOH	2542.29
3	3000– 2850	C-H	2875.02
4	1000– 1250	C-N	1088.66
5	800–600	C– Cl	669.33

Os espectros de infravermelhos do diclofenac de sódio foram obtidos por FT/IR (IR-21Shimadzu, Japão) e são utilizados para descobrir os diferentes grupos funcionais de uma amostra.

Os espectros FTIR do diclofenac de sódio mostram o estiramento esperado das bandas de absorção de N-H, COOH, C-H, C-N e C-Cl, que são também as ligações presentes na estrutura do diclofenac de sódio.

Os espectros FTIR de Diclofenac Sodium + Carbopol 940 mostram bandas de estiramento globalmente separadas da mistura, o que permite concluir que não há interação entre o fármaco e o polímero.

Os valores de pico das bandas de absorção características do fármaco (Diclofenac de Sódio) apresentados na Figura n.º 6.5, Tabela 6.7 e do fármaco com o excipiente são apresentados na Tabela 6.8, Figura 6.6, respetivamente.

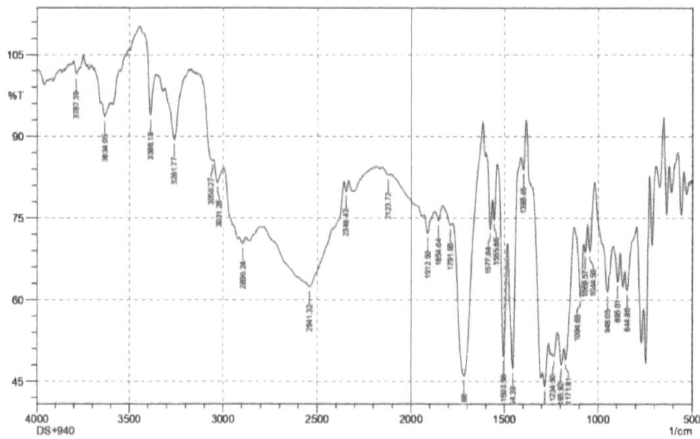

Fig. 6.6: Espectros FTIR do diclofenac de sódio + Carbopol 940.

Tabela 6.8: Bandas de absorção características do Diclofenac de Sódio + Carbopol 940.

S.no	Wave no (cm^{-1})	Expected Absorption	Observation (cm^{-1})
1	3550– 3060	N-H	3240.34
2	3300– 2400	COOH	2500.29
3	3000– 2850	C-H	2872.02
4	1000– 1250	C-N	1018.66
5	800–600	C–Cl	659.33
6	3000-2950	O-H	2896.24
7	1750-1700	C=O	1740.68
8	1450-1400	C-O	1434.39
9	1250-1200	C-O-C	1234.50
10	850-800	C-H	844.86

6. Identificação de Diclofenac de Sódio :

> **Preparação de soluções padrão:**

A solução-padrão de diclofenac de sódio foi preparada em metanol.

> (Estoque) - Aproximadamente 10 mg de Diclofenaco de Sódio foram pesados e dissolvidos em 10 ml de metanol. (1000µg/ml)

> (Sub-estoque)-I ml foi retirado do estoque e o volume foi completado para 10 ml com metanol. (100µg/ml)

> **Preparação das diluições:**

• As diluições para Diclofenac Sodium foram preparadas utilizando Sub-Stock de 2, 6, 8, 10, 12 µg/ml.

• As diluições preparadas foram observadas utilizando o espetrofotómetro UV-Visível a 279 nm.

A Tabela 6.9 mostra a curva de calibração do Diclofenac de Sódio padrão a 279 nm com metanol. A Fig. 6.7 mostra a curva de linearidade do Diclofenac de Sódio.

Tabela 6.9: Curva de calibração do padrão Diclofenac Sodium a 279nm com metanol.

Concentration (µg/ml)	Absorbance at 279 nm
2	0.103
4	0.152
6	0.198
8	0.249
10	0.31
12	0.355
14	0.412

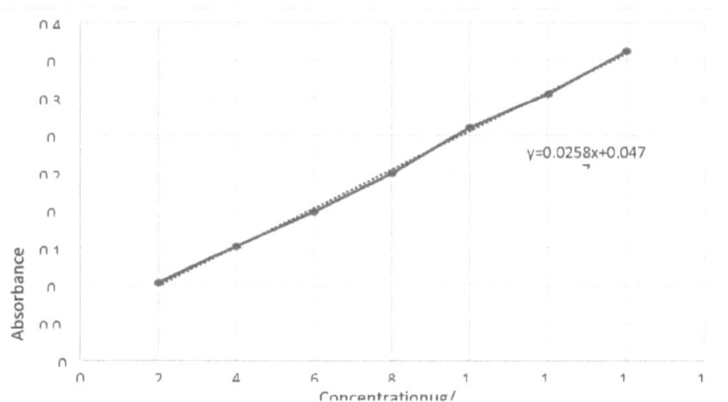

Fig. 6.7: Curva de linearidade do diclofenac de sódio.

Tabela 6.10: Curva de calibração do diclofenac de sódio padrão a 279nm em PBS (pH7,4).

Concentration (µg/ml)	Absorbance at 279 nm
2	0.100
4	0.151
6	0.199
8	0.247
10	0.300
12	0.350
14	0.404

A Tabela 6.10 e a Figura 6.8 mostram a curva de calibração do diclofenac de sódio padrão e a curva de sobreposição do espetro UV a 279nm com PBS (pH7,4).

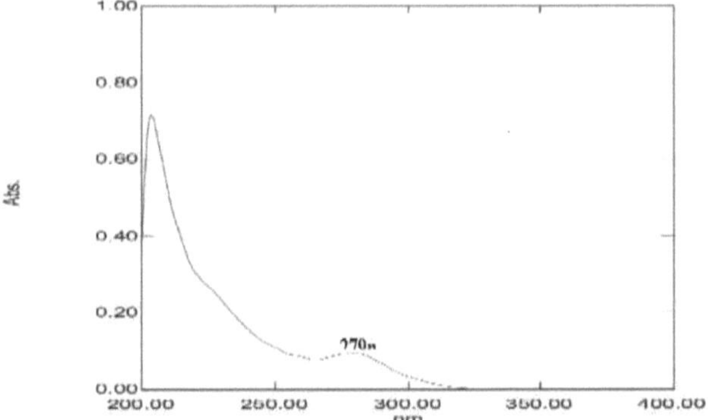

Fig. 6.8: Gráfico de sobreposição do espetro de Diclofenac de sódio.

Métodos:

1) Preparação de formulações em gel:

Para a preparação de diferentes formulações de gel, os fármacos Diclofenac Sodium como ingrediente ativo, Carbopol-940/934 e HPMC 3K foram utilizados como agente gelificante e outros excipientes, tendo sido preparado um total de seis formulações.

Procedimento:-Todas as formulações de gel foram preparadas utilizando o método de mistura simples. Em primeiro lugar, a quantidade necessária de agente gelificante (Carbopol-940/934/HPMC 3k) foi pesada e embebida numa pequena quantidade de água durante 24 horas para formar uma dispersão homogénea. Num outro copo, a quantidade necessária de PEG-300 foi dissolvida numa pequena quantidade de água com agitação contínua a 65 °C. Num balão volumétrico, dissolveu-se a quantidade necessária de fármaco utilizando uma solução de metanol e adicionaram-se outros excipientes à solução acima referida, com agitação contínua durante 60 minutos por meio de um agitador magnético. O pH foi obtido para administração tópica (pH 6,5-7,4) utilizando trietanolamina. O volume foi completado com água e agitado até se formarem géis homogéneos. A Figura 7.1 mostra várias formulações de gel F1 -F6.

Tabela 7.1 : Preparação do gel com concentrações variáveis de agentes gelificantes.

Ingredients % (w/w)	F1	F2	F3	F4	F5	F6
Diclofenac Sodium	2.5	2.5	2.5	2.5	2.5	2.5
Carbopol-940/HPMC 3k	1	2.5	2	1.5	3	0.5
Polyethylene glycol-300 (PEG-300)	14	14	15	15	16	16
Methanol	20	20	20	20	20	20
Glycerol	10	10.5	10	10.5	10.5	10.5
Rosewater	0.5	0.5	0.5	0.5	0.5	0.5
Menthol	q.s	q.s	q.s	q.s	q.s	q.s
Triethanolamine	0.5	0.5	0.5	0.5	0.5	0.5
Distilled water	q.s	q.s	q.s	q.s	q.s	q.s

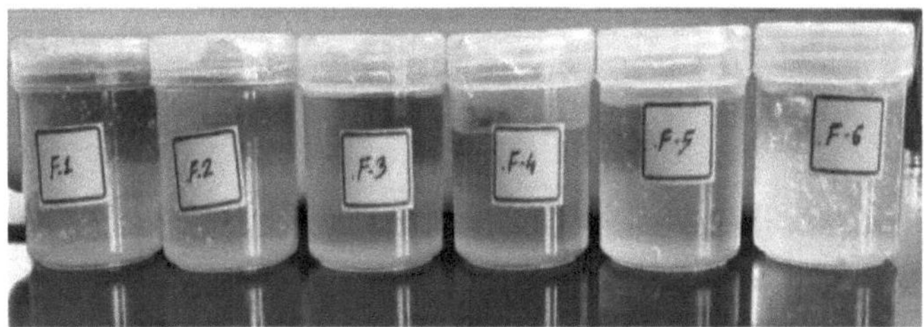

Fig. 7.1: Diferentes formulações de gel com concentrações variáveis de agentes gelificantes.

2a) Otimização da formulação do gel com base na capacidade de espalhamento:-

O equipamento de espalhabilidade TTC (HDP/SR*) da Stable Micro System U.K, TA.XT

Texture Analyser mede a espalhabilidade de vários produtos, tais como produtos farmacêuticos, como gel, ou artigos alimentares, como margarina e pasta de barrar ou cera, que podem ser aplicados numa camada fina e uniforme e os dados de espalhabilidade são gerados utilizando o software Exponent Lite Express versão 5.1. O equipamento de espalhamento é composto por uma sonda macho em forma de cone de 90° e cinco suportes de produto em forma de cone em Perspex, com uma correspondência exacta. O material (gel farmacêutico) é depositado e deixado assentar nos suportes de cone inferiores antes do ensaio, ou é enchido com uma espátula e depois a superfície é nivelada. Os suportes de amostras podem ser armazenados em ambientes congelados, refrigerados ou à temperatura ambiente antes do ensaio da amostra.

Durante o ensaio, o produto é forçado a fluir para o exterior a 45° entre as superfícies dos cones macho e fêmea (Fig. 7.2), cuja facilidade indica o grau de espalhamento. A retirada da sonda do cone da amostra fornece informações sobre as características adesivas que possam estar presentes na amostra.

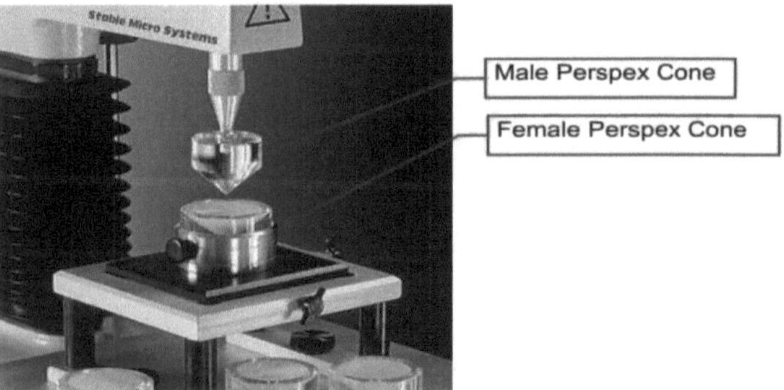

Fig. 7.2: Analisador de textura com equipamento de espalhamento.

O analisador de textura TA.XT plus mede a capacidade de espalhamento da nossa amostra e as medições são repetidas em triplicado.

Otimização do gel-Para otimizar o gel preparado, foi escolhido o parâmetro de espalhabilidade.

A capacidade de espalhamento da formulação padrão Diclofenac Sodium Gel 3 % (30 mg/g), Amneal Pharmaceutical LLC, foi de 222,142 ± 3,684 g.

Tabela 7.3: Dados de espalhabilidade das formulações (F1-F6) e do padrão.

Name	Rep-1	Rep-2	Rep-3	Mean(g)	S.D.
Standard	271.374	222.709	226.345	222.142	3.684
F1	179.626	173.622	171.134	174.794	3.565
F2	290.550	271.293	335.402	299.082	26.859
F3	418.888	381.595	395.804	398.762	15.368
F4	363.941	376.882	385.374	375.399	8.813
F5	225.290	246.223	230.115	233.666	10.807
F6	180.272	181.779	181.779	181.277	0.710

Texture analyzer report of Standard formulation:

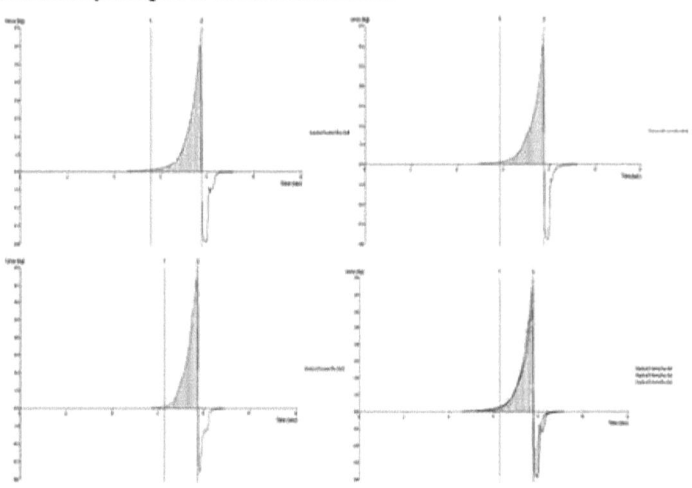

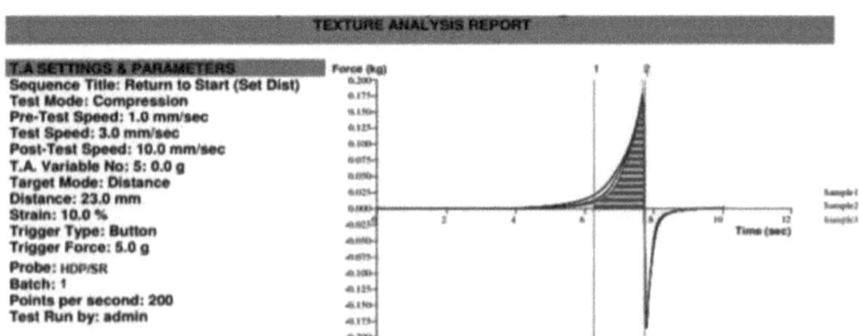

Fig. 7.3: Relatório de espalhamento do analisador de textura da norma.

Texture analyze report of F1 formulation:

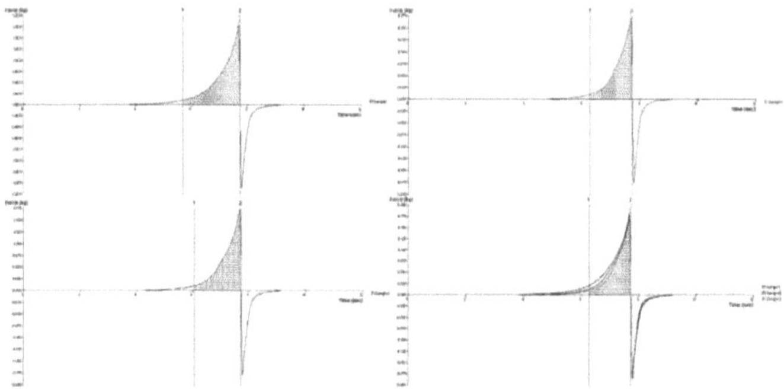

Test ID	Batch		Firmness g	Work of Shear gsec
			Force 1	Area F-T 1:2
Start Batch Unknown	Unknown			
F1 Sample1	Unknown		179.626	118.650
F1 Sample2	Unknown		173.622	100.724
F1 Sample3	Unknown		171.134	89.809
End Batch Unknown	Unknown			
Average	Unknown (F)	AVERAGE("BATCH")	174.794	103.061
S.D.	Unknown (F)	STDEVP("BATCH")	3.565	11.889
C.V.	Unknown (F)	STDEVP("BATCH")/AVERAGE("BATCH")*100	2.039	11.536
End of Test Data				

Fig. 7.4: Relatório de espalhabilidade do analisador de textura da formulação F1.

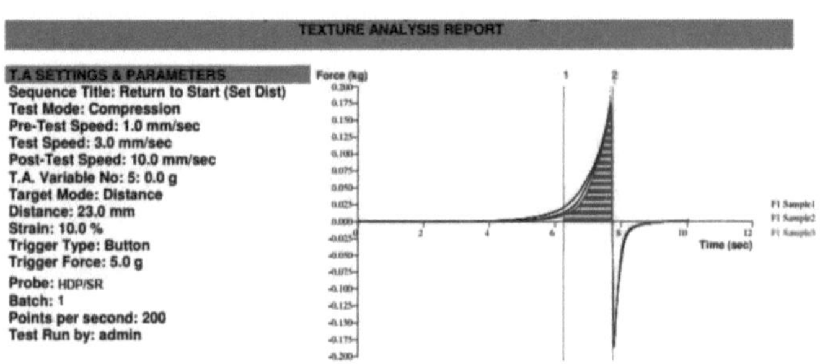

Texture analyzer report of F2 formulation:

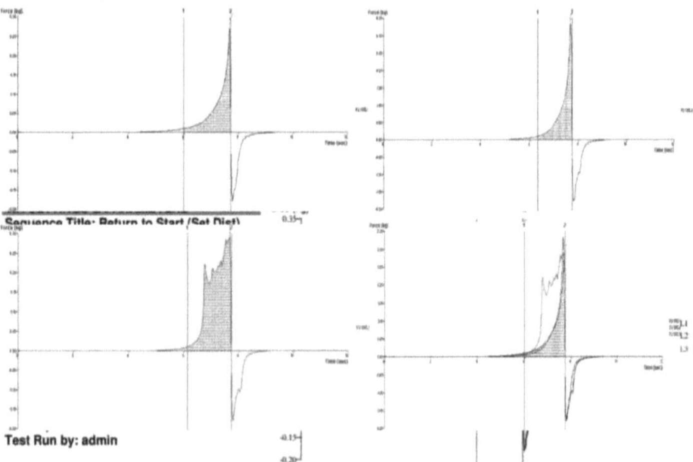

RESULTS

Test ID	Batch		Firmness	Work of Shear
			g	gsec
			Force 1	Area F-T 1:2
Start Batch Unknown	Unknown			
F2 GEL3	Unknown		290.550	239.756
F2 GEL1	Unknown		271.293	107.176
F2 GEL2	Unknown		335.403	111.166
End Batch Unknown	Unknown			
Average	Unknown (F)	AVERAGE("BATCH")	299.082	152.699
S.D.	Unknown (F)	STDEVP("BATCH")	26.859	61.580
C.V.	Unknown (F)	STDEVP("BATCH")/AVERAGE("BATCH")*100	8.980	40.327
End of Test Data				

Fig. 7.5: Relatório de análise de textura da formulação F2.

Texture analyze report of F3 formulation:

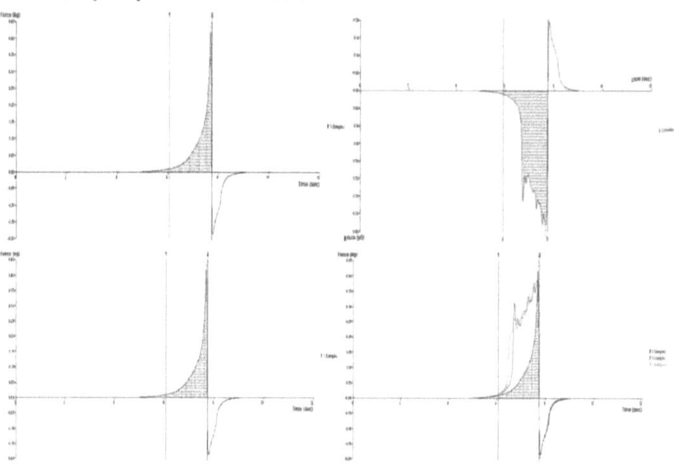

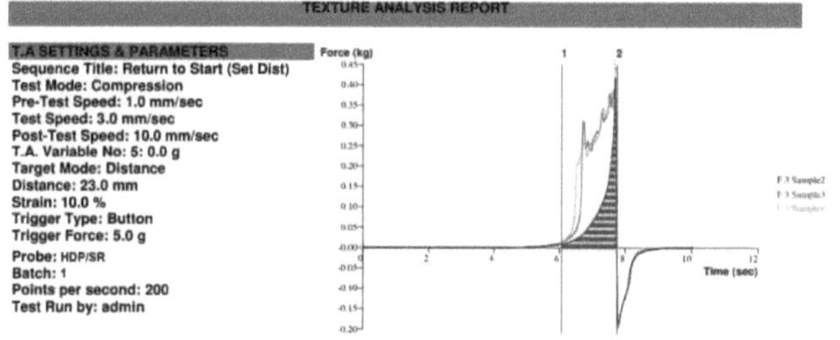

RESULTS

Test ID	Batch		Firmness	Work of Shear
			g	gsec
			Force 1	Area F-T 1:2
Start Batch Unknown	Unknown			
F 3 Sample2	Unknown		418.888	139.789
F 3 Sample3	Unknown		381.595	342.692
F 3 Sample4	Unknown		395.804	372.032
End Batch Unknown	Unknown			
Average	Unknown (F)	AVERAGE("BATCH")	398.762	284.838
S.D.	Unknown (F)	STDEVP("BATCH")	15.368	103.262
C.V.	Unknown (F)	STDEVP("BATCH")/AVERAGE("BATCH")*100	3.854	36.253
End of Test Data				

Fig. 7.6: Relatório do analisador de textura da Formulação F3.

Texture   analyzer report of F4 formulation:

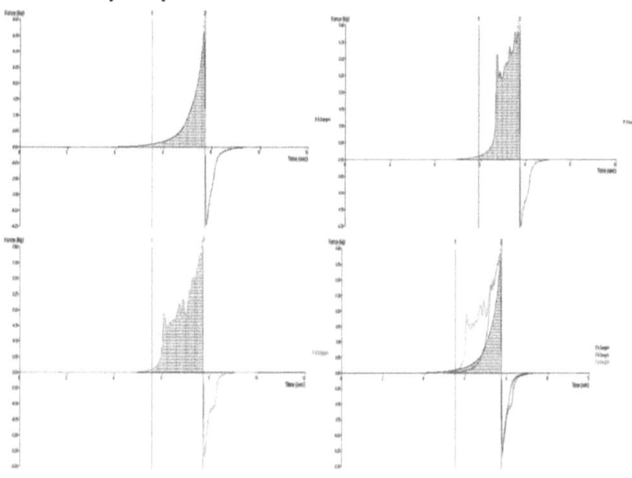

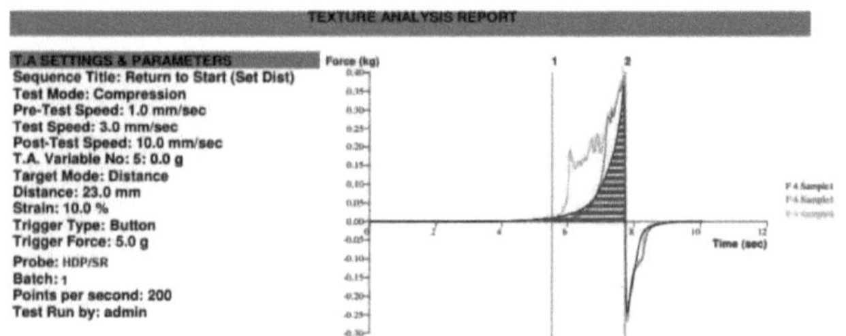

RESULTS

Test ID	Batch		Firmness g Force 1	Work of Shear gsec Area F-T 1:2
Start Batch Unknown	Unknown			
F 4 Sample1	Unknown		363.941	191.462
F 4 Sample3	Unknown		376.882	236.051
F 4 Sample4	Unknown		385.374	404.818
End Batch Unknown	Unknown			
Average	Unknown (F)	AVERAGE("BATCH")	375.399	277.444
S.D.	Unknown (F)	STDEVP("BATCH")	8.813	91.888
C.V.	Unknown (F)	STDEVP("BATCH")/AVERAGE("BATCH")*100	2.348	33.120
End of Test Data				

Fig. 7.7: Relatório do analisador de textura da Formulação F4.

Texture analyze report of F5 formulation:

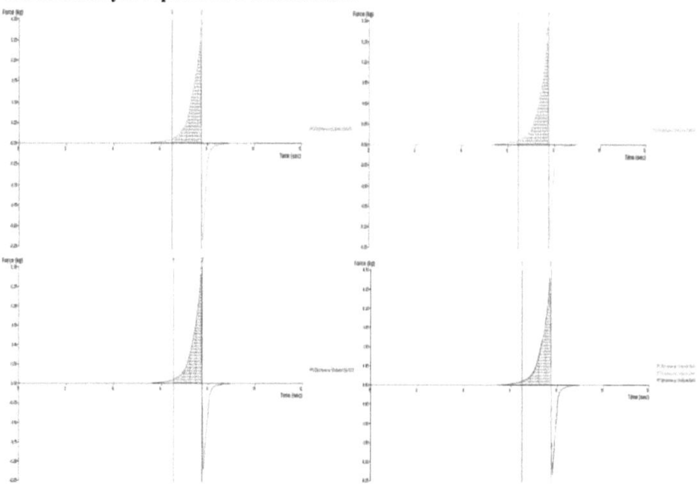

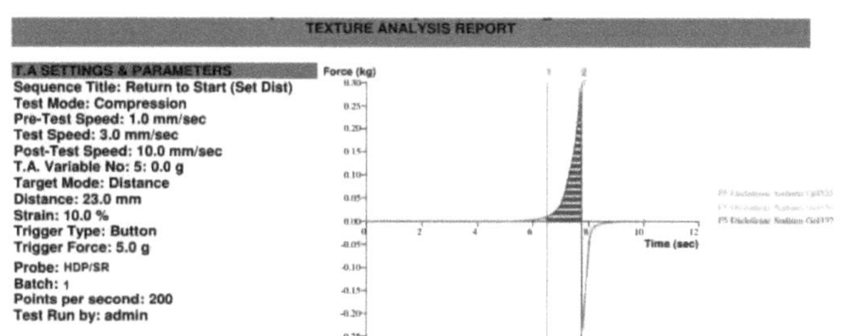

RESULTS

Test ID	Batch		Firmness g	Work of Shear gsec
			Force 1	Area F-T 1:2
Start Batch Unknown	Unknown			
Diclofenac Sodium Gel:	Unknown		225.458	102.984
Diclofenac Sodium Gel:	Unknown		246.209	103.556
Diclofenac Sodium Gel:	Unknown		230.593	103.863
End Batch Unknown	Unknown			
Average	Unknown (F)	AVERAGE("BATCH")	233.666	103.468
S.D.	Unknown (F)	STDEVP("BATCH")	10.807	.364
C.V.	Unknown (F)	STDEVP("BATCH")/AVERAGE("BATCH")*100	5.596	.352
End of Test Data				

Fig. 7.8: Relatório do analisador de textura da Formulação F5.

Texture analyzer report of formulation F6:

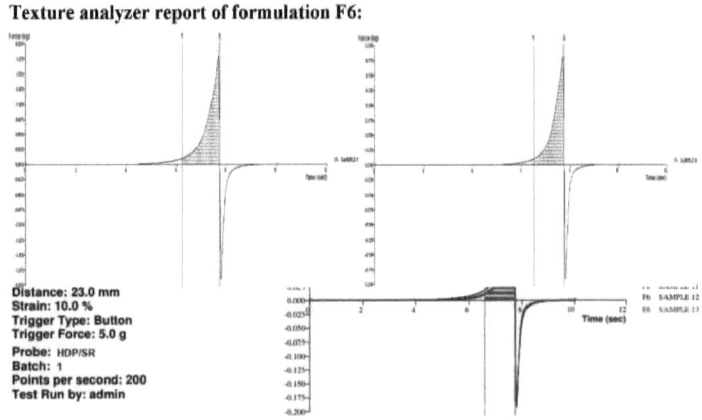

RESULTS

Test ID	Batch		Firmness g	Work of Shear gsec
			Force 1	Area F-T 1:2
Start Batch Unknown	Unknown			
F6 SAMPLE 11	Unknown		180.272	88.784
F6 SAMPLE 12	Unknown		181.779	78.233
F6 SAMPLE 13	Unknown		181.779	73.757
End Batch Unknown	Unknown			
Average	Unknown (F)	AVERAGE("BATCH")	181.277	80.258
S.D.	Unknown (F)	STDEVP("BATCH")	.710	6.299
C.V.	Unknown (F)	STDEVP("BATCH")/AVERAGE("BATCH")*100	.392	7.849
End of Test Data				

Fig. 7.9: Relatório do analisador de textura da Formulação F6.

A capacidade de espalhamento da formulação F5 foi de 233,66 ± 10,807 g, o que foi muito semelhante à formulação padrão do Diclofenac Sodium Gel 3 % (30 mg/g), Amneal Pharmaceutical LLC, equivalente a 222,142 ± 0,684 g, pelo que a formulação F5 foi escolhida como formulação optimizada para caraterização posterior.

Análise estatística dos dados de espalhabilidade:

Os dados de espalhamento foram analisados utilizando o software Sigma STAT versão 3.5.0.54, Systat software inc.USA para a análise de variância dos dados.

Relatório da ANOVA em anexo:

Relatório - Análise de variância de uma via Segunda-feira, 23 de janeiro de 2023, 1:38:27

PM Fonte de dados: Dados1 no Notebook 1:

Nome do grupo N Em falta Média Dev

SEM Row 170222. 1423.6841.392

Linha 270174.7943.5651.347

Linha 370299.08226.85810.151

Linha 470398.76215.3685.809

Linha 570375.3998.8133.331

Linha 670233.00010.9604.142

Linha 770181.2770.7100.268

Fonte de variação DFSS MSFP

Entre grupos 6343877.20557312.868339.387<0.001

Residual 427092.620168.872

Total- 48350969.825

As diferenças dos valores médios entre os grupos de tratamento são superiores ao que seria de esperar do acaso; existe uma diferença estatisticamente significativa (P=<0,001).

Poder do teste efectuado com alfa = 0,050:1,000
Todos os procedimentos de comparação múltipla entre pares (método de Duncan):

Comparações por fator:
Comparação Dif de médias pq PP < 0,050
Linha 4 vs. Linha 2223.968745.599--Sim
Linha 4 vs. Linha 7217.485644.279--Sim
Linha4 vs. Linha 1176.620535.959--Sim
Linha4 vs. Linha 6165.762433.749--Sim
Linha4 vs. Linha 399.680320.294--Sim
Linha4 vs. Linha 523.36324.757--Sim

Linha5 vs. Linha 2200.605640.842--Sim
Linha 5 vs. Linha 7194.122539.523--Sim
Linha5 vs. Linha 1153.257431.203--Sim
Linha5 vs. Linha 6142.399328.992--Sim
Linha 5 vs. Linha 376.317215.538--Sim
Linha 3 vs. Linha 2124.288525.305--Sim
Linha 3 vs. Linha 7117.805423.985--Sim
Linha3 vs .Linha 176.940315.665--Sim
Linha3 vs. Linha 666.082213.454--Sim
Linha6 vs. Linha 258.206411.851--Sim
Linha6 vs. Linha 751.723310.531--Sim
Linha6 vs. Linha 110.85822.211--Não
Linha1 vs. Linha 247.34839.640--Sim
Linha1 vs. .86528.320--Sim
Linha7 vs. Linha 26.48321.320-Não

Nota: Os valores de P para os testes de Dunnett e de Duncan não estão atualmente
disponíveis, exceto para indicar que os P são superiores ou inferiores aos valores críticos de
.05 e .01.

2b) A otimização foi feita com base na viscosidade. A viscosidade da formulação padrão
Diclofenac Sodium Gel 3 % (30 mg/g), Amneal Pharmaceutical LLC, foi de 4512 ± 2,4 cps
e a formulação F5 utilizando 3 % w/w Carbopol 940, 4443 ± 4,5 cps assemelhou-se
silenciosamente à viscosidade da formulação padrão. A Tabela 7.2 mostra a viscosidade
média da formulação com vários agentes gelificantes.

Tabela 7.2: Otimização do agente gelificante.

Gelling Agent	Mean viscosity(cps) Mean ± S.D.
HPMC 3k	4300±3.25
Carbopol 934	4120±6.77
Carbopol 940	4443±4.5

Capítulo 7:

Resultados e discussão:

Caracterização do gel de Diclofenac de Sódio preparado:

Os géis preparados foram caracterizados pelos seguintes parâmetros.

(1) Avaliação física

As formulações em gel foram verificadas visualmente quanto à cor, odor, consistência e homogeneidade.

- **Cor:-As** cores das formulações foram verificadas contra um fundo branco.

- **Odor:-**O odor dos géis foi verificado misturando uma pequena quantidade de gel com água e inalando o cheiro.

- **Consistência:-**A consistência foi verificada através da aplicação de uma pequena quantidade de gel na pele.

- **Homogeneidade** :- Pressionou-se uma pequena quantidade de gel entre o polegar e o dedo indicador para observar a consistência e quaisquer agregados ou partículas grosseiras que se tenham fixado ou desprendido no dedo.

As formulações de gel preparadas foram analisadas quanto à cor, sabor e odor.

Cor - A cor do Diclofenac de sódio é um pó cristalino branco.

Sabor - Os medicamentos à base de **diclofenac** de sódio têm um sabor amargo.

Odor - O diclofenac de sódio é inodoro.

Os resultados são apresentados na Tabela n.º 7.4.

Tabela 7.4: Avaliação física das formulações preparadas.

S.no	Formulation code	Color	Odor	Consistency	Homogeneity
1	F1	Transparent	Odorless	Smooth	Homogenous
2	F2	Transparent	Odorless	Smooth	Homogenous
3	F3	Transparent	Odorless	Smooth	Homogenous
4	F4	Transparent	Odorless	Smooth	Homogenous
5	F5	Transparent	Odorless	Smooth	Homogenous
6	F6	Transparent	Odorless	Smooth	Homogenous

(2) Medição do pH

O pH dos géis preparados foi medido com um medidor de pH digital, que foi calibrado antes de cada utilização com soluções tampão padrão de pH 4 e pH 7. Foi preparada uma solução contendo 1 g de géis preparados em 30 ml de água destilada neutralizada e sujeita a medição do pH. Verificou-se que o pH se situava entre 6,**09** e 7,11, que é o intervalo de pH normal da administração tópica, pelo que todas as formulações de gel são adequadas para aplicação tópica. Os resultados da medição do pH são apresentados na Tabela número 7.5.

Tabela 7.5: pH de diferentes formulações.

S.no	Formulation code	pH (Mean ± S.D.)
1	F1	7.01±0.2
2	F2	7.11±0.15
3	F3	6.95±0.13
4	F4	6.75±0.12
5	F5	6.78±0.12
6	F6	7.08±0.19
7	Diclofenac Sodium Gel 3 % (30 mg/g). Amneal Pharmaceutical LLC. Standard Gel formulation	6.77±15

(3) Viscosidade

A viscosidade de todos os géis formulados foi medida utilizando o viscosímetro Brookfield DV-II+Pro. O teste foi efectuado a 100 rpm para todas as formulações, utilizando o fuso número 64 à temperatura ambiente. Os valores de viscosidade para todas as formulações preparadas foram encontrados num intervalo de 2307- 4880 cps e para o Gel de Diclofenac de Sódio 3 % (30 mg/g), Amneal Pharmaceutical LLC (padrão), foi encontrado para ser 4515 cps. O aumento proporcional da viscosidade pode ser atribuído à evidência de mais ligações cruzadas no polímero com o aumento da concentração do polímero. Os resultados são apresentados na Tabela 7.6 e na Fig. 7.10.

Tabela 7.6: Viscosidades dos géis formulados e do padrão.

S.no	Formulation code	Viscosity (cps) Mean ± S.D.	Temperature (°C)
1	F1	4880±4.62	25

2	F2	3390± 3.66	25
3	F3	3680±6.76	25
4	F4	3404±6.02	25
5	F5	4445 ± 7.12	25
6	F6	2307±5.56	25
7	Diclofenac Sodium Gel 3 % (30 mg/g), Amneal Pharmaceutical LLC	4515±4.5	25

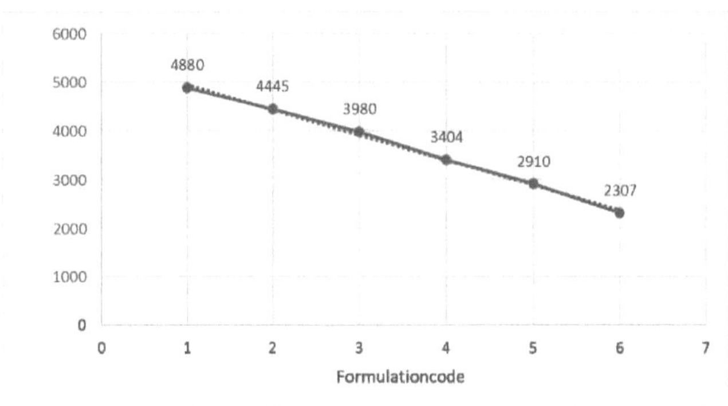

Fig. 7.1a: Viscosidade do gel formulado.

(4) Espalhabilidade:

A capacidade de espalhamento foi determinada utilizando o analisador de textura TA.XT Express Enhanced Texture Analyzer, com o software Exponent Lite Express. O equipamento de espalhamento é composto por uma sonda de cone macho de 90° e cinco suportes de produto em forma de cone de Perspex fêmea, precisamente adaptados. O material (gel farmacêutico) é depositado e deixado a assentar nos suportes de cone inferiores antes do ensaio, ou é enchido com uma espátula e depois a superfície é nivelada. Durante o ensaio, o produto (gel) é forçado entre as superfícies dos cones macho e fêmea, cuja facilidade indica o grau de espalhamento. A retirada da sonda do cone da amostra fornece informações sobre as características adesivas da amostra de gel.

Tabela 7.7: Espalhabilidade do gel formulado F5 e da formulação padrão.

Formulation	Rep-1	Rep-2	Rep-3	Spredability (g) Mean ± S.D.
Standard	217.3 74	222.7 09	226.3 45	222.142±3.68
F5	250.2 90	256.2 23	284.1 15	233.666±10.807

Ao interpretar o relatório de dados do Analisador de Textura, Tabela 7.7 e Figuras 7.10 e 7.11, conclui-se que a formulação preparada F5 é mais semelhante à formulação padrão.

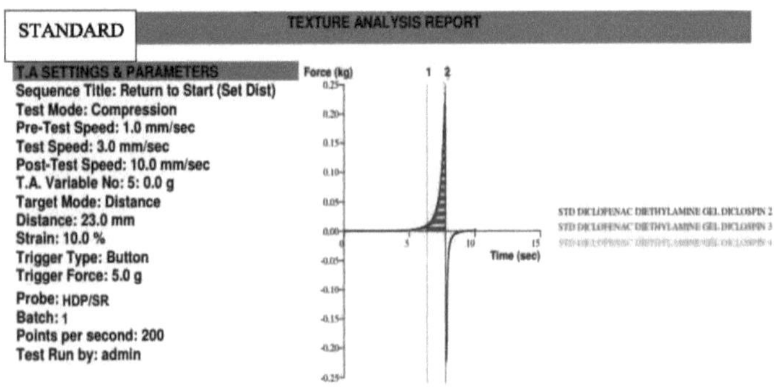

Fig. 7.10: Gráfico da capacidade de dispersão da análise de textura da norma.

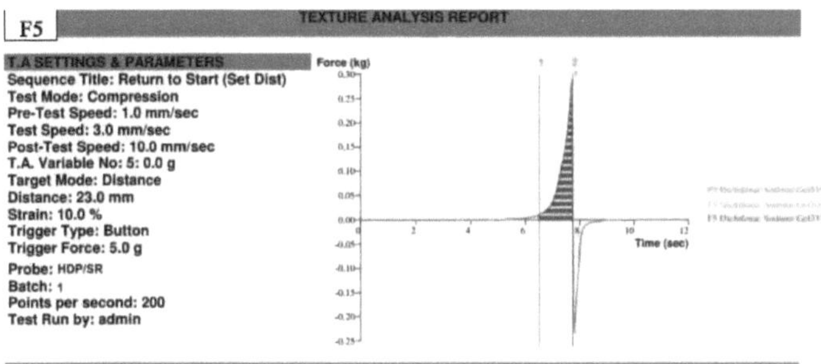

Fig. 7.11: Análise de textura do gráfico de esparadrapo da formulação F 5.

A capacidade de espalhamento da formulação padrão foi de 222,142 g. A formulação foi optimizada utilizando o analisador de textura TA.XTplus. À medida que a capacidade de espalhamento aumenta, a viscosidade diminui. A capacidade de espalhamento da formulação optimizada F5 foi de 233,666 g, o que corresponde à formulação de gel padrão e formulada com 3% de Carbopol-940.

A espalhabilidade da formulação F5 foi considerada elevada por ter um tempo de espalhamento baixo. A eficácia terapêutica dos géis depende do seu espalhamento. O espalhamento do gel ajuda na aplicação uniforme do gel na pele, pelo que os géis preparados devem ter uma boa espalhabilidade e satisfazer a qualidade ideal na aplicação tópica. Além disso, este é considerado um fator importante na adesão do doente ao tratamento.

(5) Determinação do teor de droga:-

O teor de fármaco das formulações de gel foi determinado dissolvendo uma quantidade pesada com exatidão de 1 g de gel em 100 ml de solução tampão 7,4. O volume final foi ajustado para 100 ml com a ajuda de solução tampão 7,4, estas soluções foram filtradas através de filtros de membrana de 0,45 um e foram efectuadas diluições adequadas. As soluções preparadas foram submetidas a uma análise espectrofotométrica utilizando o espetrofotómetro UV-Visível (Shimadzu-1900) a 279 nm. O teor de fármaco foi calculado a partir da equação de regressão linear obtida a partir dos dados de calibração. Os resultados são apresentados na Tabela n° 7.8.

O teor de fármaco é a quantidade de fármaco em percentagem presente numa formulação preparada. Verificou-se que o teor de fármaco da formulação de gel preparada se situa entre 81,54 e 90,47%, o que indica a distribuição completa do fármaco em toda a formulação de gel.

As formulações F5 mostraram a melhor propriedade de espalhabilidade do que as outras formulações e, no estudo da viscosidade, a formulação F5 mostrou uma viscosidade próxima da comercializada (padrão). Além disso, no estudo da percentagem de fármaco, a formulação F5 mostrou o teor máximo de fármaco do que as outras formulações, pelo que a formulação F5 foi selecionada para mais estudos de libertação de fármaco. O teor calculado de fármaco de todas as formulações é apresentado na Tabela 7.8.

Tabela 7.8: Teor percentual de fármaco das formulações.

S.no	Formulation code	Drug content (%) Mean ± S.D.
1	F1	84.75±0.14
2	F2	88.12±1.04
3	F3	81.54±0.84
4	F4	85.44±0.44
5	F5	90.47±0.42
6	F6	82.76±0.74

(6) Estudo de libertação de fármacos:-

Foi efectuado um estudo de libertação do fármaco *in vitro* utilizando uma célula de difusão de Franz (Dolphin). As Fig. 7.12-7.13 mostram o aparelho de célula de difusão de Franz Dolphin.

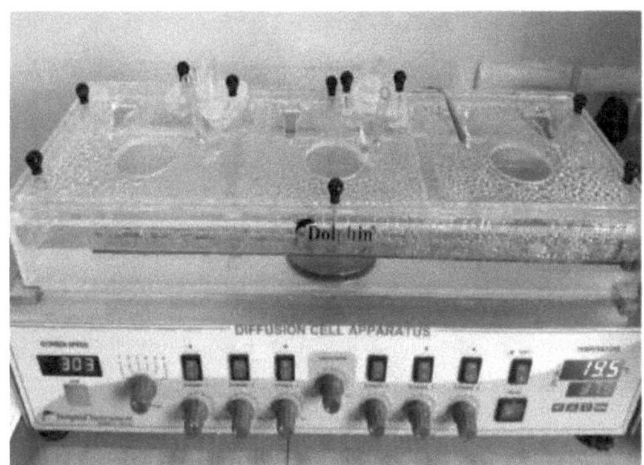

Fig. 7.12: Aparelho de célula de difusão.

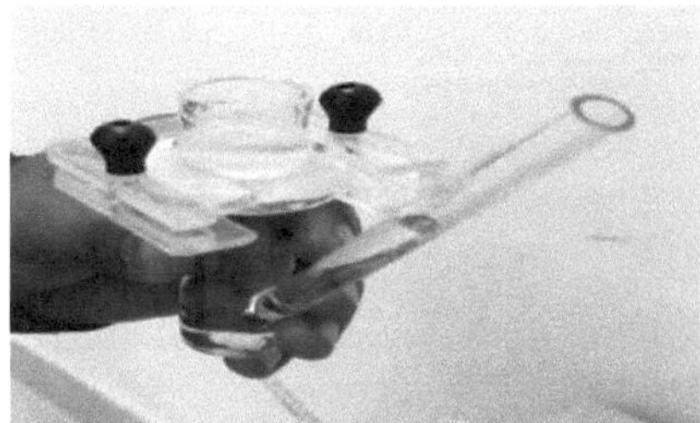

Fig. 7.13: Célula de difusão de Franz.

Procedimento :- Inicialmente, isolou-se uma membrana de ovo mergulhando a casca de ovo durante a noite numa solução de HCL 0,1N. Uma membrana de ovo foi armazenada em tampão fosfato salino (pH 7,4) durante 24 horas antes da utilização; os compartimentos dador e recetor foram lavados e secos adequadamente. Amarrou-se uma membrana de ovo a uma extremidade do compartimento dador e encheu-se o compartimento recetor com tampão fosfato salino de pH 7,4, mantendo-se a temperatura a 37 ± 0,5° C com agitação magnética constante. Colocou-se 1 g de gel, pesado com exatidão, na membrana do ovo que estava ligada ao compartimento dador. As amostras (1 ml) foram recolhidas do compartimento recetor em intervalos de tempo pré-determinados e substituídas por igual volume de solução tampão fosfato fresca para manter um volume constante, permitindo a condição de afundamento durante toda a experiência. A quantidade de fármaco na amostra foi analisada espectrometricamente utilizando o espetrofotómetro UV-Vis (Shimadzu-1900) a 279nm. Os resultados da libertação de fármaco da formulação optimizada F5 são apresentados na Tabela 7.9 e na Figura 7.2.

Foi efectuado um estudo de libertação de fármaco *in vitro* utilizando uma célula de difusão de Franz (Make-Dolphin) com membrana de ovo. Os resultados indicam que, em mais de 4 horas (240 min) de estudo, até 78,84% do medicamento Diclofenac de sódio foi libertado através da membrana. Os resultados da percentagem de libertação do fármaco da formulação F5 são apresentados na Tabela 7.9 e na Figura 7.2.

Tabela 7.9: Estudos da percentagem cumulativa de libertação do fármaco da formulação em gel.

S.no	Time(min)	Cumulative % drug release (Mean±S.D.)
1	30	17.944±0.14
2	60	29.980±0.84
3	120	44.591±0.84
4	180	55.440±0.74
5	240	78.840±0.42
6	1440	90.126±1.04

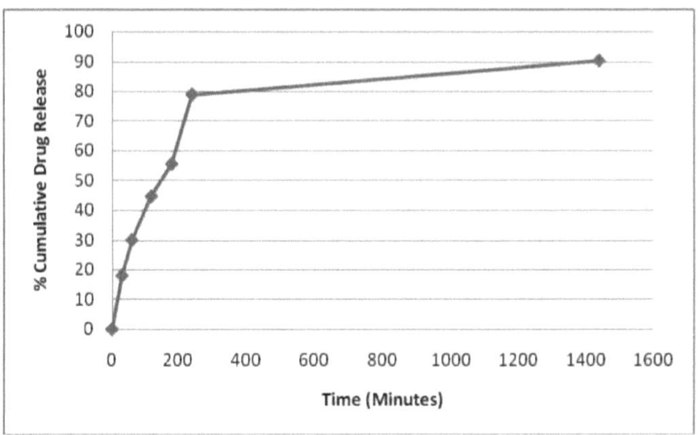

Fig. 7.2 : Estudo de libertação do fármaco *in-vitro* da formulação optimizada do gel F5.

7) Análise da estabilidade da formulação optimizada do gel F5[3 3] :

A formulação F5 foi submetida a testes de estabilidade. O gel foi mantido em temperatura ambiente (20-25° C) para avaliação de cor, odor, pH, viscosidade e condutividade. Para análise da resistência ao ciclo de congelamento e descongelamento, a formulação F5 foi mantida a uma temperatura de 5°C e 40°C por 12 dias. Os testes foram realizados três meses após a produção da formulação. Cada teste foi efectuado em triplicado com amostras de 30 g cada.

7.1. Ciclo de congelação-descongelação:

A amostra F5 foi submetida a um ciclo de congelação e descongelação; o ensaio foi efectuado em 12 dias com seis ciclos. Em cada ciclo, a substância permaneceu a uma determinada temperatura durante um período de 24 horas. A temperatura no frigorífico era de 5°C e de 40°C na estufa.

7.2: Medição da condutividade:

O elétrodo de vidro foi calibrado com as soluções determinadas para o equipamento (pH de 4,00 e 7,00), e a medição da condutividade foi feita em milivolts (mV). A preparação F5 foi deixada durante cerca de 15min para atingir o equilíbrio durante a medição. A análise do pH e da condutividade da formulação foi efectuada em triplicado e os valores médios foram calculados como se mostra na Tabela 7.10 abaixo.

Os resultados da avaliação da estabilidade preliminar da formulação F5 antes e depois do ciclo de congelamento e descongelamento são mostrados na Tabela 7.10.

Tabela 7.10: Resultados dos parâmetros de avaliação da formulação F 5 antes e depois do ciclo de congelação-descongelação.

Formulation Code	Appearance	pH	Conductivity (Mv)	Viscosity (cps)
F5 before freez thaw cycle	Homogeneous, Transparent, Colourless	6.78±0.12	190.17±0.34	4445 ± 7.12
F5 after freex thaw cycle	Homogeneous, Transparent, Colourless	7.01±0.43	173.23±0.28	4503± 3.20

Os valores são a média ± desvio padrão

Os resultados apresentados na Tabela 7.10 indicam que uma menor viscosidade da formulação de gel implica uma maior condutividade e um transporte de massa mais eficiente.

De acordo com os resultados obtidos neste estudo, concluiu-se que o Diclofenac Sódico foi incorporado com sucesso na formulação de carbopol para obter um gel. A formulação de gel F5 apresentou um bom valor de pH, condutividade, viscosidade, espalhabilidade e estabilidade antes e depois dos 12 dias do ciclo de congelação-descongelação.

Capítulo 8:

8.0 Resumo e conclusão:

A artrite é o inchaço e a sensibilidade de uma ou mais articulações. Os principais sintomas da artrite são a dor e a rigidez articulares, que normalmente se agravam com a idade. Os tipos mais comuns de artrite são a osteoartrite e a artrite reumatoide. O gel tópico de diclofenac é usado para aliviar a dor da artrite em certas articulações, como as dos joelhos, tornozelos, pés, cotovelos, pulsos e mãos. O gel tópico de diclofenac de prescrição médica é utilizado para aliviar a dor da osteoartrite nas articulações.

No presente estudo, pode concluir-se que foram preparadas formulações tópicas em gel contendo o medicamento Diclofenac sódico com diferentes concentrações de agentes gelificantes (carbopol-940/934/ HPMC 3K), que apresentaram resultados aceitáveis em vários estudos.

Este estudo básico inclui o trabalho de pré-formulação, no qual o teste preliminar como características organolépticas, determinação do ponto de fusão, estudo de solubilidade, identificação da estrutura com base na análise FTIR, calorímetro diferencial de varrimento para obter o termograma DSC.

A solubilidade do fármaco foi determinada pelo método de análise qualitativa. A solubilidade do fármaco foi determinada em vários solventes, como metanol, etanol, água e tampão de fosfato. O ponto de fusão do diclofenac sódico foi de 288^0 C, respetivamente, o que foi semelhante ao da referência. O estudo FTIR foi efectuado para o fármaco e os excipientes. Os espectros de IV do fármaco apresentaram picos semelhantes de vários grupos funcionais, apresentados nos espectros de referência.

O parâmetro de espalhabilidade foi escolhido para a otimização do gel tópico. Verificou-se que a capacidade de espalhamento da formulação F5 era de 233,666 g, o que era equivalente à formulação padrão. A capacidade de espalhamento da F5 foi considerada elevada por ter um tempo de espalhamento baixo. A eficácia terapêutica dos géis depende da sua dispersão. O espalhamento do gel ajuda na aplicação uniforme do gel na pele, pelo que os géis preparados devem ter uma boa capacidade de espalhamento e satisfazer a qualidade ideal na aplicação tópica. Além disso, este é considerado um fator importante na adesão do doente ao tratamento.

Na etapa seguinte, foi preparada uma formulação de gel tópico pelo método de dispersão que contém diclofenac de sódio como ingrediente ativo com diferentes concentrações de agentes gelificantes (carbopol- 940) e outros ingredientes. Todos os géis preparados apresentaram propriedades físicas aceitáveis relativamente à cor, ao odor, à consistência, à uniformidade, à homogeneidade, ao valor do pH, à viscosidade e à

espalhabilidade.

Foi efectuado um estudo de libertação do fármaco *in vitro* utilizando uma membrana de ovo e uma célula de difusão de Franz (dolphin). Os resultados indicam que, em mais de 24 horas de estudo, até 90,12% do diclofenac de sódio é libertado através da membrana. No final do estudo, pode concluir-se que a preparação de gel tópico pode ser um sistema de libertação muito relevante para o tratamento eficaz de doentes com artrite.

De acordo com os resultados obtidos neste estudo, concluiu-se que o Diclofenac Sódico foi incorporado com sucesso na formulação de carbopol para obter um gel. A formulação de gel F5 apresentou um bom valor de pH, condutividade, viscosidade, espalhabilidade e estabilidade antes e depois dos 12 dias do ciclo de congelação-descongelação. Por conseguinte, concluiu-se que a formulação F5 poderia ser uma alternativa muito promissora para o tratamento tópico ou transdérmico. No entanto, devem ser necessários mais estudos pré-clínicos, clínicos e de estabilidade a longo prazo para uma maior padronização do gel e introdução no mercado para venda.

Capítulo 9:

9. Referências:

1. Morteza-Semnani, K., Saeedi, M., Akbari, J., Eghbali, M., Babaei, A., Hashemi, S. M. H., &Nokhodchi, A. (2022). Desenvolvimento de uma nova formulação de nanoemulgel contendo óleo cuminessential como intensificador de permeação da pele. *Drug delivery and translational research, 12(6),* 1455-1465.

2. Alhakamy, N. A., Kotta, S., Ali, J., Alam, M. S., Hosny, K. M., Shaik, R. A., & Md, S. (2021). Desenvolvimento de formulação, otimização estatística, avaliação in vitro e in vivo de gel de nanoemul à base de óleo de eucalipto carregado com etoricoxibe para entrega tópica. *Ciências Aplicadas, 11*(16), 7294.

3. Md, S., Alhakamy, N.A., Aldawsari, H.M., Kotta, S., Ahmad, J., Akhter, S., Sivakumar, P. M. (2020). Melhoria do efeito analgésico e anti-inflamatório do diclofenaco de sódio por nanoemulgel tópico: Desenvolvimento de formulação Estudos in vitro e in vivo. *Jornal de química, 2020.*

4. Abdallah, M.H.,Lila, A.S.A.,Unissa,R.,Elsewedy, H.S.,Elghamry,H.A.,&
Soliman,M.
5. (2021). Preparação, caraterização e avaliação dos efeitos anti-inflamatórios e anti-nociceptivos do nano emulgel carregado com brucina. *Colloids and Surfaces B:Biointerfaces,205*, 111868.

5. Harshitha, V., Swamy, M. V., Kumar, D. P., Rani, K. S., & Trinath, A. (2020). Nanoemulgel: um processo promissor no sistema de entrega de medicamentos. *Jornal de Pesquisa de Formas de Dosagem Farmacêutica e Tecnologia, 12* (2), 125-130.

6. Okur, N. Ü., Yozgatli, V., Okur, M. E., Yolta⅞, A., & Siafaka, P. I. (2019). Melhorar a eficácia terapêutica do voriconazol contra a queratite fúngica: Thermo-sensitive in situ gels asophthalmic drugcarriers. *Journal of drug delivery science and technology, 49,323-333.*

7.   Gan,T.J.(2010).Diclofenac:anupdateonitsmechanismofactionandsafetyprofile. *Current medical research and opinion, 26*(7),1715-1731.

8.   Hajjar, B., Zier, K. I., Khalid, N., Azarmi, S., & Lobenberg, R. (2018). Avaliação da formulação de gel à base de amicroemulsão para administração tópica de diclofenaco de sódio. *Journal of PharmaceuticaInvestigation, 48*(3),351-362.

9.   Sondari, D., & Tursiloadi, S. (2018, dezembro). O efeito do surfactante na formulação e estabilidade da nanoemulsão usando extrato de Centella Asiatica e Zingiber Officinale. Nos *procedimentos da conferência AIP* (Vol.2049, No.1, p.030014).

10.   Mehmood,T.,Ahmed,A.,Ahmad,A.,Ahmad,M.S.,&Sandhu,M.A.(2018).Optimizati onofmix edsurfactants-based β caroteno nano emulsões usando metodologia de superfície de resposta: uma *abordagem* de homogeneização ultra-sônica.*Food chemistry, 253*,179-184.

11. Javed,H.,Shah,S.N.H.,& Iqbal,F. M.(2018).Desenvolvimento de formulação e avaliação de nano-emulgel nasal de difenidramina. *AAPSpharmscitech, 19*(4),1730-1743.

12.   Sengupta,P.,&Chatterjee,B.(2017).Potencial e âmbito futuro da formulação de nano emulgel para medicamentos de entrega tópica. *Revista internacional de produtos farmacêuticos, 526*(1-2),353-365.

13. Talele, S., Nikam, P., Ghosh, B., Deore, C., Jaybhave, A., & Jadhav, A. (2017). Um artigo de pesquisa sobre nanogel como entrega tópica promissora de medicamentos para diclofenaco de sódio. *Jornal Indiano de Educação e Pesquisa Farmacêutica, 51*(4S), 580-587.

14.   Choudhury, H., Gorain, B., Pandey, M., Chatterjee, L. A., Sengupta, P., Das, A., & Kesharwani, P.(2017). Atualização recente sobre nanoemulgel como sistema de entrega de medicamentos tópicos. *Jornal de Ciências Farmacêuticas, 106*(7),1736-1751.

15. Jeengar, M.K., Rompicharla,S.V.K., Shrivastava,S., Chella,N., Shastri, N.R., Naidu, V. G.M., & Sistla,R.(2016). Nano-emulgel à base de óleo de emulsão para entrega tópica de curcumina. *Internationa ljournal of pharmaceutics, 506*(1-2),222-236.

16. Chellapa, P., Mohamed, A. T., Keleb, E. I., Elmahgoubi, A., Eid, A. M., Issa, Y. S., & Elmarzugi,N.A.(2015).Nano emulsão e nano emulgel como uma formulação tópica. *IOSR J Pharm, 5*(10),43-7.

17. Tanwar, Y. S., & Jain, A. K. (2012). Formulação e avaliação do gel tópico de diclofenaco de sódio usando diferentes agentes gelificantes. *Jornal Asiático de Pesquisa Farmacêutica e Cuidados de Saúde,* √ (1).

18. Aksu, N. B., Yozgatli, V., Okur, M. E.,Ayla, §., Yolta⅞, A., & Okur, N. Ü. (2019).Preparação e avaliação de formulações de gel in situ carregadas com ácido fusídico à base de QbD para tratamento de feridas por queimadura. *Jornal de ciência e tecnologia de entrega de medicamentos, 52,* 110-121.

19. Jana, S., Ali, S. A., Nayak, A. K., Sen, K. K., & Basu, S. K. (2014). Desenvolvimento de gel tópico contendo dispersão sólida de aceclofenac-cros povidona pela abordagem "QualitybyDesign (QbD)". *Chemical Engineering Research and Design, 92(11),* 2095-2105.

20. Ban, E., Jang, D.J., Kim, S.J., Park,M., &Kim, A.(2017).Otimização do sistema de gel de poloxâmero mais versível utilizando o princípio QbD. *Desenvolvimento e Tecnologia Farmacêutica, 22(7),* 939-945.

21. Mishra, V., Thakur, S., Patil, A., & Shukla, A. (2018). Abordagens de qualidade por design (QbD) na configuração farmacêutica atual. *Opinião de especialistas em entrega de medicamentos, 15*(8), 737-758.

22. Waghule, T., Rapalli, V. K., Singhvi, G., Manchanda, P., Hans, N., Dubey, S. K., & Nayak, A. K. (2019). Sistema de entrega tópica baseado em portadores lipídicos nanoestruturados carregados com voriconazol: Projeto baseado em QbD, caraterização,

avaliação in-vitro e ex-vivo. *Jornal de Ciência e Tecnologia de Entrega de Medicamentos, 52,* 303-315.

23. Sahoo, S., Chakraborti, C. K., & Behera, P. K. (2014). Previsão de estabilidade de suspensões poliméricas de algumas fluoroquinolonas. *JPharm Sci T ech, 3*(2), 92-94.

24. Rapalli, V. K., Kaul, V., Waghule, T., Gorantla, S., Sharma, S., Roy, A., & Singhvi, G.(2020).Portadores lipídicos nanoestruturados carregados com curcumina para uma melhor entrega tópica retida na pele: otimização, aumento de escala, caraterização in-vitro e avaliação da deposição cutânea ex vivo. *Jornal Europeu de Ciências Farmacêuticas, 152,* 105438.

25. Radmard, A., Saeedi, M., Morteza-Semnani, K., Hashemi, S. M. H., & Nokhodchi, A.(2021).Uma formulação ecológica e verde em nanotecnologia lipídica para a entrega de um agente hidrofílico à pele no tratamento e gestão de queixas de hiperpigmentação: Arbutinniosome (Arbusome). *Colloids and Surfaces B:Biointerfaces, 201,* 111616.

26. Alhakamy, N. A., Curiel, D. T., & Berkland, C. J. (2021). A era da terapia genética: Do desenvolvimento pré-clínico à aplicação clínica. *Drug Discovery Today, 26(f),* 1602-1619.

27. Abu Lila, A. S., Huwaimel, B., Alobaida, A., Hussain, T., Rafi, Z., Mehmood, K Ahmed, A. F. (2022). Nanopartículas de ouro revestidas com Delafloxacina (DFX-AuNPs): Uma Nano-Formulação Antibacteriana Eficaz do Antibiótico Fluoroquinolona. *Materiais, 15*(16),5709.

28. Lis, P., & Lis, A. (2021). A Quantidade Necessária de Ar de Ventilação para a Sala de Aula e a Possibilidade de Infiltração de Ar pelas Janelas. *Energias,14* (22),7537.

29. Shende, V., & Telrandhe, R. (2017). Formulação e avaliação do Gel Dental a partir do extrato de folhas de Aloe vera. *Jornal Internacional de Farmacêutica e Análise de Medicamentos,* 394-398.

30. Mohamed, A. I., Hussein, I. A., Sultan, A. S., El-Karsani, K. S., & Al-Muntasheri,

G. A.(2015). Investigação DSC da cinética de gelificação do sistema PAM/PEI emulsionado. *Jornal de Análise Térmica e Calorimetria, 122(3),* 1117-1123.

31. Aida, I. S., & Sreekantan, S. (2011). Efeito do pH nas nanopartículas de TiO2 através do método sol-gel. *Em Pesquisa de Materiais Avançados,* 173,184-189.

32. Dantas, M.G.B., Reis, S. A. G., Damasceno, C. M. D., Rolim, L. A., Rolim-Neto P., Carvalho, F. O., Quintans-Junior, L. J., e Almeida, J. R. G. (2016). Desenvolvimento e avaliação da estabilidade de uma formulação em gel contendo o monoterpenol borneol . *Revista científica mundial, 2016 (1), 1-4.*

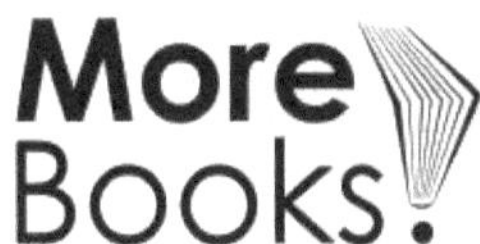

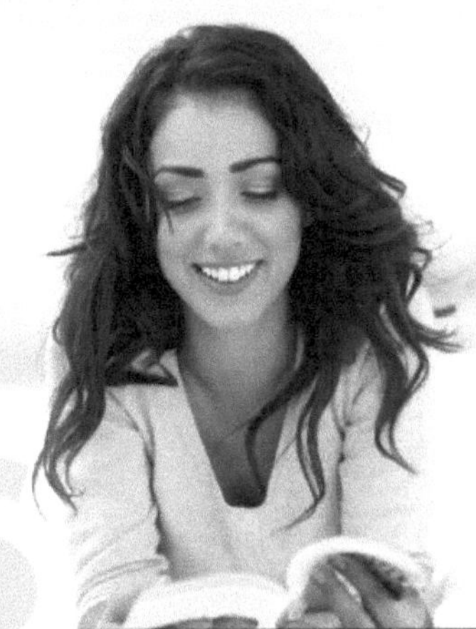

I want morebooks!

Buy your books fast and straightforward online - at one of world's fastest growing online book stores! Environmentally sound due to Print-on-Demand technologies.

Buy your books online at
www.morebooks.shop

Compre os seus livros mais rápido e diretamente na internet, em uma das livrarias on-line com o maior crescimento no mundo! Produção que protege o meio ambiente através das tecnologias de impressão sob demanda.

Compre os seus livros on-line em
www.morebooks.shop

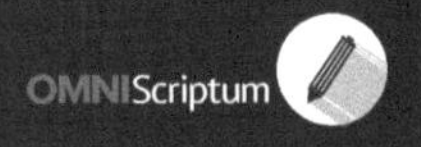

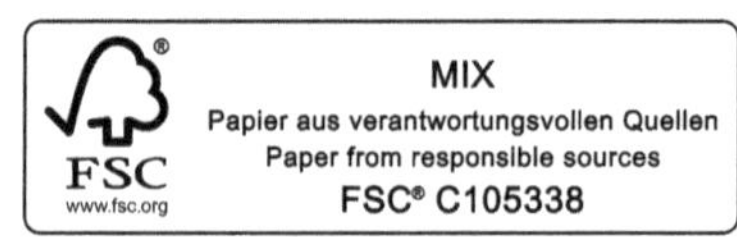

Printed by Books on Demand GmbH, Norderstedt / Germany